Agenda-libro del embarazo consciente

MÓNICA MANSO · YADDAY HERMOSO

Agenda-libro del embarazo consciente

URANO

Argentina - Chile - Colombia - España
Estados Unidos - México - Perú - Uruguay - Venezuela

1.ª edición Octubre 2015

Aribau, 142, pral. – 08036 Barcelona
www.edicionesurano.com

ISBN: 978-84-7953-931-3
E-ISBN: 978-84-9944-928-9
Depósito legal: B-22.363-2015

Fotocomposición: Ediciones Urano, S.A.U.

Impreso por: Liberduplex S.L.
Ctra. BV 2249 Km 7,4 – Polígono Industrial Torrentfondo
08791 Sant Llorenç d'Hortons (Barcelona)

Impreso en España – *Printed in Spain*

Índice

SEGUNDO TRIMESTRE

TERCER TRIMESTRE

¿Qué es la agenda-libro del embarazo consciente?

La agenda-libro que tienes en tus manos es un hermoso regalo que te ayudará a disfrutar de tu embarazo de forma consciente. Ha sido ideada para que te resulte útil y práctica, y constituya una fuente de inspiración para ti:

Es útil porque en ella podrás ordenar y clasificar todo lo relativo a tu embarazo y parto, ya sean tus citas médicas o compromisos personales. No se han incluido fechas para que puedas utilizarla en cualquier momento de la gestación.

Es inspiradora porque en ella encontrarás propuestas para vivir plenamente tu maternidad y conectar con tu bebé, tu poder de madre, tu naturaleza más intuitiva y tu propia fuerza.

Es práctica porque es una herramienta fantástica para organizarte y, al mismo tiempo, plasmar todo lo que sientes en una de las etapas más inolvidables de tu vida.

Semana a semana, te explicaremos los cambios que vas a experimentar junto a tu bebé. También te propondremos ejercicios y recursos corporales, emocionales, mentales y espirituales para hacer de tu gestación un proceso consciente y creativo que te aportará una profunda conexión contigo misma, tu hijo y tu pareja. En estas páginas, encontrarás actividades de visualización y *mindfulness*, meditaciones, prácticas corporales, ejercicios para mejorar la comunicación con la pareja, textos inspiradores, propuestas para desarrollar tu creatividad, recomendaciones de lectura, actividades lúdicas y mucho más. Una vez finalizado el mes, tendrás un espacio en blanco donde, si lo deseas, podrás dejar constancia de tus experiencias y sensaciones como si se tratara de un diario, además de unas preguntas orientativas que te invitarán a explorar un poco más tu mundo interior.

Tras el parto, a través de sus páginas y apuntes, podrás revivir cada vez que lo desees todo lo que experimentaste semana a semana, y así recordarlo durante toda tu vida.

¡Esta agenda-libro va a ser tu mejor compañera en tu aventura de la maternidad!

¿Cómo utilizar esta agenda-libro?

La agenda-libro del embarazo consciente no contiene fechas predeterminadas para que puedas hacer uso de ella en cualquier etapa de la gestación.

Está dividida en tres trimestres, y cada trimestre se divide a su vez en semanas vista para que puedas apuntar tus citas y compromisos. Dado que la gran mayoría de las mujeres no tienen conocimiento de su embarazo antes del primer mes, hemos decidido iniciarla a partir de la quinta semana de gestación.

Al inicio de cada sección semanal, podrás dejar constancia del mes y día en que te encuentras mediante un espacio en blanco y un círculo respectivamente. A continuación, encontrarás una breve descripción de los cambios físicos y emocionales que se van a producir tanto en ti como en tu bebé. Se trata de sencillas referencias de carácter general que en ningún momento pretenden convertirse en un sustituto de las visitas médicas. Más adelante, te encontrarás una propuesta consciente: la primera semana del mes, la propuesta tendrá que ver con tu faceta emocional; la segunda, con la física; la tercera, con la mental; y la cuarta, con la espiritual. Podrás realizar las prácticas propuestas cualquier día de la semana y en cualquier fase de tu embarazo, y puedes llevarlas a cabo a solas o junto a tu pareja. Hazlas como tú lo sientas, y recuerda que, aunque no es necesario seguir el orden propuesto, sí es aconsejable hacerlo, puesto que se presentan de forma correlativa a cada fase del embarazo.

Finalmente, con el propósito de evitar discriminaciones, hemos alternado aleatoriamente el uso del género masculino y femenino para referirnos a tu bebé durante la gestación.

Tus datos

Nombre:

Apellidos:

Domicilio:

Teléfono fijo / móvil:

E-mail:

Otros datos de interés

Tarjeta sanitaria:

Seguro médico:

Grupo sanguíneo:

Alergias:

Nombre del ginecólogo:

Teléfono fijo / móvil:

PRIMER trimestre

El gran cambio hormonal y emocional: empezar a hacer espacio a un nuevo ser.

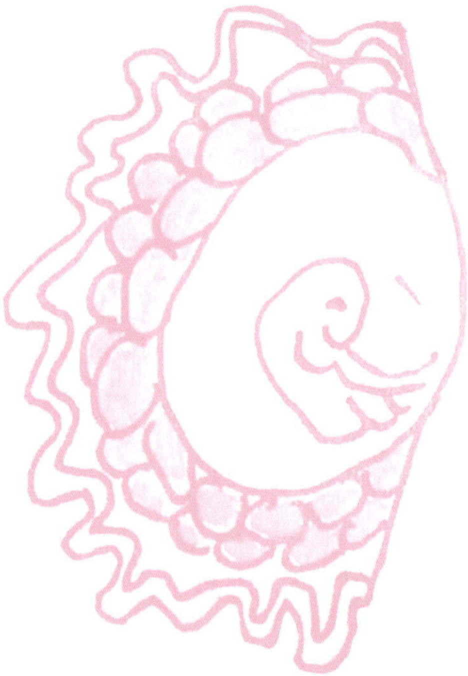

Una madre consciente sabe

Una madre consciente sabe…
que el universo la sostiene,
que las fuerzas cósmicas del cielo y la tierra,
la luna y las estrellas, están con ella.

Que no está sola en esta danza del maternaje,
que todas las madres del mundo y del más allá navegan con ella.

Una madre consciente sabe…
que ser madre sólo se aprende caminando,
que a veces hay que saltar al vacío y soltar
para que nuestros hijos puedan crecer,
y sólo así crecemos nosotras.

Una madre consciente sabe…
que cuando las sombras acechan
y salen en forma de loba, pantera,
dragona desmedida,
hay algo que clama por ser cuidado
y atendido por nuestra Alma.

Una madre consciente sabe…
que somos muchas las que estamos despertando
a un nuevo sentir de nuestro útero,
de nuestros ciclos, de nuestra feminidad y de nuestra sombra.

Y que ello nos une,
como un cordón umbilical invisible,
a la gran Madre.

Mónica Manso Benedicto

¿Qué ocurre en tu interior?

En esta semana, tu pequeño embrión-bebé tiene el tamaño de una semilla de manzana. Sin embargo, se está preparando para un crecimiento mucho mayor: la próxima semana duplicará su tamaño.

Durante este primer trimestre, puede que tengas síntomas similares a los del síndrome premenstrual, como dolor en la parte baja del abdomen, sensibilidad y aumento de volumen de los pechos, irritabilidad y cansancio.

Muchas madres experimentan mareos, náuseas y vómitos durante este primer trimestre, mientras que otras no sienten nada. Si te encuentras en el primer grupo, no debes preocuparte: estos síntomas mejorarán con el tiempo. Mientras tanto, te animamos a tener un poco de paciencia.

Puedes sentir más ganas de orinar de lo normal. Esto se debe a que el útero ha comenzado a expandirse y comprime la vejiga. Es una sensación que experimentarás a lo largo de todo tu embarazo.

Intenta ser paciente con los cambios que experimentas en tu cuerpo.

«Las emociones son la lengua materna de la raza humana.»

DAVID CHAMBERLAIN

Ábrete a tus emociones

Acabas de tener conocimiento de que estás embarazada. A partir de este momento, has de empezar a hacer espacio en tu vida para este nuevo ser. Tanto si lo esperabas como si te coge por sorpresa, tanto si es el primero como el segundo o el cuarto, el torbellino de emociones que puedes llegar a experimentar en este momento tal vez sea intenso y se parezca a una especie de montaña rusa: alegría, tristeza, miedo, enfado... Son las cuatro emociones básicas, todas ellas comprensibles, y cada una cumple su función. Nuestra propuesta para esta semana es sencilla: simplemente déjate fluir con tus emociones. Cada vez que sientas una de estas emociones, obsérvala y déjala salir sin tratar de interrumpirla. Date permiso y espacio para sentirla y conocerla, para conocerte a ti misma. No hay emociones negativas o positivas, únicamente se trata de energía en movimiento que recorre tu cuerpo. Te será de gran ayuda apuntar lo que experimentas en las páginas dedicadas al diario. La escritura emocional es sanadora.

Lunes

23

Descansada del dia anterior.
Contenta. Me'n adono que hem despisto

Martes

24

Tranquila, bé, molt contenta tot el dia.
Fins al vespre que hem poso molt nerviosa amb els pares del Samuel. No dormo bé en tota la nit.
Tinc por de perdre el nen.

Miércoles

25

Nerviosa i cansada tot el dia.
Sopem amb els amics. S'alegren molt per nosaltres.

Jueves

26

Contenta, feliç. Avui em trobo genial.
Tot i així, continuo amb por...
Estic molt cansada.

Viernes

27

Cansada. Contenta. Em trobo bé fins al vespre. Me'n vaig a dormir d'hora. He estat netejant aquesta tarda, tot i que la Mama i el Samuel ho han fet gairebé tot. Ja no tinc aquells nervis però tinc dolor al ventre.

- CATALUNYA INDEPENDENT -
+ 155.

Sábado

28

Buf. Em llevo a les 8 amb marejos i dolor al ventre i al pubis... Tot el dia així.... :(

Domingo

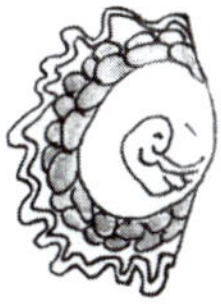

MES Octubre AÑO 2017 Semana 5

SEMANA 6

¿Qué ocurre en tu interior?

En esta sexta semana ya comienzan a formarse diversos órganos esenciales del bebé, como los que componen el sistema circulatorio, además de los ojos, la nariz, los oídos, la barbilla y las mejillas.

¡Tu bebé crece muy rápido! Incluso puede ya estar moviendo los pies y las manos, a pesar de que todavía tienen forma de remo.

Es posible que sigas experimentando los síntomas similares al síndrome premenstrual que mencionamos la semana anterior. Además, algunas mujeres experimentan un aumento del flujo vaginal. Tu estado de ánimo tal vez esté lleno de altibajos, y puedes pasar de la felicidad al llanto, o del llanto a la risa, en cuestión de segundos. Observa esos cambios y trata de disfrutarlos. Aunque es posible que en este momento te resulten incómodos, ¡pronto empezarás a recordar estos altibajos emocionales como una experiencia más de vida!

Si experimentas mucha hambre, las meriendas a base de frutos secos y frutas frescas de temporada te ayudarán a calmar el apetito.

«Escúchate a ti misma y, en la quietud, quizá puedas oír la voz de tu alma.»

MAYA ANGELOU

Escucha a tu cuerpo

El primer trimestre de embarazo suele caracterizarse por cierto malestar físico, agotamiento y confusión. No todas las mujeres padecen estos tres síntomas al mismo tiempo, pero, por lo general, sí experimentan al menos uno de ellos. El malestar físico está relacionado con las náuseas y los mareos; el agotamiento con todos los cambios a los que tu cuerpo se empieza a enfrentar; y la confusión con el torbellino emocional y los pensamientos de que todo lo que te pasa no va a acabar nunca. Pero sí, acabará. Recuerda que esto es temporal y que, como mucho, durará tres meses.

Permítete escuchar a tu cuerpo y ofrécele lo que te pida. Un par de veces al día, formúlate la siguiente pregunta: «¿Qué me pide mi cuerpo?» Después, espera la respuesta. Verás que, en muchas ocasiones, te pedirá descanso. Si es así, puedes descansar después de comer, hacer pequeñas siestas de veinte minutos, acostarte temprano, sentarte siempre que lo necesites, pedir ayuda si te cuesta terminar una tarea, etc. Tu cuerpo es sabio. Si lo escuchas y le das espacio, él te guiará. Si empiezas ahora mismo a escucharlo, el día del parto ya estarás totalmente familiarizada con su lenguaje.

Lunes

Martes

Miércoles

25

Jueves

Viernes

Sábado

Domingo

MES ____________ AÑO ______ Semana 6

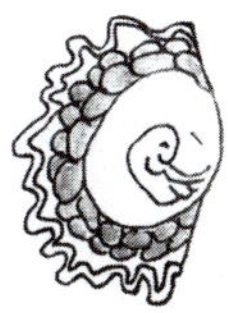

SEMANA 7

¿Qué ocurre en tu interior?

Tu embrión-bebé ahora mide aproximadamente 1,30 centímetros y pesa menos de 1 gramo.

El sentido del tacto de tu bebé comienza a desarrollarse alrededor de la séptima semana del embarazo. Este sentido comienza a hacer acto de presencia alrededor de la boca y, de una forma muy tenue, poco a poco se va ampliando la sensibilidad.

En esta semana, tu bebé genera alrededor de cien nuevas células cerebrales cada minuto. No sólo su cerebro es cada vez más complejo, sino que también su corazón, riñones, brazos y piernas se desarrollan a una velocidad impresionante. El milagro de la vida se sigue desarrollando dentro de ti: tu bebé ha duplicado su tamaño con respecto al de la semana pasada.

Si continúan los síntomas de las semanas anteriores, ¡ten paciencia! En el segundo trimestre las hormonas ya se habrán estabilizado y esta sensación mejorará. Puede que sientas antojos y/o aversiones alimentarias.

Es posible que todavía no tengas aspecto de embarazada, sin embargo tu útero ha duplicado su tamaño.

¡Date un gusto! Si puedes elegir entre nutella y unas nueces con dátiles, decántate por la segunda opción. ¡Es más saludable para ti y para tu bebé!

«El embrión no se vincula con un alma... ES ALMA.»

DOCTOR JAAP VAN DER WAL

Disfruta de una agradable lectura

Si eres de las que disfrutan con la lectura, te proponemos que te sumerjas cuanto antes en un clásico sobre la vida intrauterina: *La vida secreta del niño antes de nacer**, del doctor Thomas Verny. Tanto a ti como a tu pareja, esta obra os aportará mucha luz e ideas para empezar a comunicaros con vuestro hijo.

* Ediciones Urano, Barcelona, 2009.

Lunes

Martes

Miércoles

Jueves

Viernes

Sábado

Domingo

MES ____________ AÑO ______ **Semana 7**

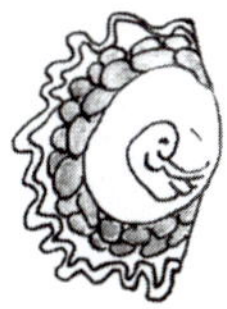

SEMANA 8

¿Qué ocurre en tu interior?

Tu bebé ahora mide entre 1,50 y 2 centímetros aproximadamente.

Aunque todavía no puedes sentirlo, ya mueve los brazos y las piernas. En esta semana, su paladar comienza a formarse.

Durante esta semana, es probable que aún no notes que tu abdomen ha crecido. Sin embargo, en las semanas siguientes advertirás que la ropa te queda un poco más ajustada y que algún pantalón se resiste a cerrarse. Puesto que, por lo general, el útero ha alcanzado el tamaño de un melón pequeño, algunas mujeres pueden notar ya un poco de barriguita. Quizá continúes experimentando dolores de cabeza, náuseas y cansancio. Además, puesto que en este momento las hormonas están en pleno apogeo, los cambios de humor podrían acentuarse. Si sigues en *modo montaña rusa*, no debes preocuparte. Es completamente normal.

Hidrátate todo lo que puedas.
Bebe todo tipo de líquidos a lo largo del día.

«El agradecimiento es la memoria del corazón.»

LAO-TSÉ

Agradece a la Vida

El agradecimiento te conecta directamente con el corazón, y te llena de amor hacia ti misma y el universo. Cada día de esta semana, al levantarte, da gracias a la vida por tu embarazo y a tu hijo por haberte escogido como madre. Puedes también agradecer todas las cosas buenas que hay en tu vida en este momento y que, por cotidianas, pasan inadvertidas: tu hogar, la comida que tomas, la luz del sol, etc. Nómbralas para tenerlas presentes. Si lo deseas, puedes compartir esta práctica con tu pareja.

Lunes

Martes

Miércoles

Jueves

Viernes

Sábado

Domingo

MES ______________ AÑO ______ Semana 8

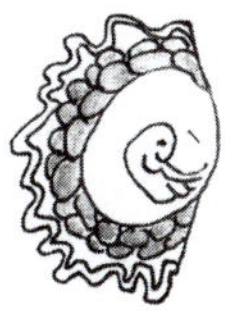

Preguntas guía

De todas las emociones y momentos que has vivido esta semana, ¿cuál escoges? Descríbelo brevemente.

Cuando te detienes a escuchar a tu cuerpo, ¿qué te cuenta?

Mis inspiraciones

SEMANA 9

¿Qué ocurre en tu interior?

En este momento, tu bebé mide 2 centímetros y pesa alrededor de 2 gramos.

Ya se pueden apreciar sus brazos, piernas, dedos e, incluso, sus huellas dactilares. También aparecen las rodillas y los codos, y sus rasgos faciales comienzan a desarrollarse. Aunque tú no lo sientas, ya se mueve y tiembla de vez en cuando.

Probablemente ya habrás podido escuchar los latidos de su corazón. Esa primera toma de contacto al escucharlo latir dentro de ti es una GRAN experiencia.

En cuanto a ti, quizá sigas notando cierto dolor pélvico y ligeras contracciones, pero no debes preocuparte. Esto se debe a que el útero continúa creciendo. Tal vez comiences a notar que tu cintura se ensancha ligeramente, y que la ropa empieza a quedarte estrecha.

Estás entrando en el tercer mes, así que ya falta muy poquito para que termine la montaña rusa emocional del primer trimestre.

Comer alimentos ricos en fibra te ayudará a garantizar un buen tránsito intestinal durante el embarazo.

«No existe la madre perfecta, pero hay un millón de maneras de ser una buena madre.»

JILL CHURCHILL

Carta de agradecimiento a tu madre

Te hallas en un momento muy especial. Estás pasando el testigo de la vida —que recibiste de tu madre— a tu hijo y a las generaciones venideras. Y esto es posible gracias a que tu madre un día dijo *SÍ*, tal y como haces tú ahora. Para adquirir una mayor conciencia de esta realidad, te proponemos que escribas una carta de agradecimiento a tu madre por el simple y profundo hecho de haberte dado la vida. Puede ser una carta breve de una o dos líneas o, por el contrario, puedes llenar dos páginas para agradecerle todo lo que desees. Sea lo que sea que hagas, estará bien.

Querida Mamá:
Te doy las gracias por… porque me diste la vida.

Lunes

Martes

Miércoles

Jueves

Viernes

Sábado

Domingo

MES ____________ AÑO ______ Semana 9

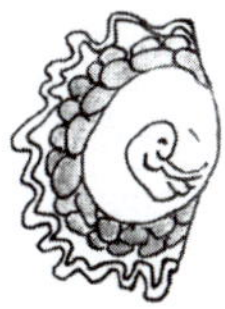

SEMANA 10

¿Qué ocurre en tu interior?

Tu bebé mide ahora unos 4 centímetros y pesa cerca de 5 gramos.

Los órganos vitales de tu bebé ya están muy desarrollados y empiezan a funcionar. Su cerebro, cuyas neuronas crecen a un ritmo muy rápido, también está activo. Empiezan a aparecer las uñas y los primeros cabellos.

Tu cuerpo sigue adaptándose solidariamente al proceso de creación de una nueva vida. Tus ligamentos y músculos empiezan a estirarse, y el volumen de tus pechos probablemente haya aumentado.

Puesto que todo tu cuerpo acusa el proceso de adaptación a la nueva vida que se está gestando en ti, es normal que te sientas cansada. Recuerda que ya falta menos para que te sientas plena y dichosa. Emocionalmente sigues notándote diferente; tal vez te muestras más sensible de lo que es habitual en ti, o te emocionas con cosas y acontecimientos que antes te dejaban indiferente.

Hidrata tu cuerpo con aceite de oliva, aceite de rosa mosqueta o alguna crema hidratante. De ese modo, ayudarás a tu piel a adaptarse mejor a este cambio.

«Que tu alimento sea tu medicina y tu medicina tu alimento.»

HIPÓCRATES

Prepárate una infusión de jengibre

La infusión de jengibre no sólo es un fantástico antídoto contra las náuseas, sino que también ayuda a regular el flujo hormonal, refuerza el sistema nervioso y depura el hígado. A menos que tu médico te indique lo contrario, te recomendamos que la tomes varias veces por semana durante el primer trimestre de embarazo, tanto si padeces náuseas como si no.

PREPARACIÓN:

- Hazte con una raíz de jengibre y corta un trozo del tamaño de la uña del dedo pulgar.
- Hiérvela en agua durante diez minutos y déjala reposar otros diez.
- Añádele un poco de miel y ya está lista para tomar.

Las náuseas o los mareos matutinos nos indican que debemos reducir nuestro ritmo de actividad diaria hasta que nuestro cuerpo se adecúe a todos los cambios. Por esa razón, es importante que sigas escuchando a tu cuerpo y te permitas todo el descanso y la ayuda que necesites. A las mujeres a veces nos cuesta parar y pedir ayuda. Sin embargo, acostumbrarse a descansar cuando lo necesitamos es cuestión de práctica. Empieza poco a poco a cuidarte para poder estar más sana y disponible para tu hijo.

Lunes

Martes

Miércoles

Jueves

Viernes

Sábado

Domingo

MES ______________ AÑO ______

Semana 10

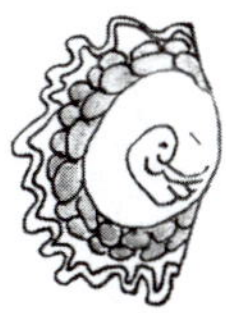

SEMANA 11

¿Qué ocurre en tu interior?

Tu bebé mide 6 centímetros y pesa entre 7 y 9 gramos.

Como su piel todavía es transparente, se pueden apreciar los vasos sanguíneos. En este momento empieza a generar sus propios glóbulos rojos y su cuerpecito se va alargando.

Tu cuerpo continúa con su milagrosa labor de gestar vida, por lo que es normal que te sientas cansada y con sueño a lo largo del día. También puedes percibir alguna incomodidad o dolor abdominal debido a que tu cuerpo va haciendo el espacio necesario para el crecimiento del bebé.

Los cambios hormonales pueden afectar a la circulación sanguínea y también al cabello y las uñas. Algunas mujeres perciben su cabello más fuerte y resistente durante esta fase del embarazo, mientras que a otras se les debilita.

El retorno venoso de las piernas disminuye a causa de la presión del útero sobre algunas venas, por lo que es posible que sientas pesadez en las piernas y tengas algún que otro calambre.

En la medida de tus posibilidades, duerme todo lo que puedas.

«Sólo comprendí el poder de la línea materna cuando oí a mi hija cantando una nana a su bebé. Era la nana que me había enseñado mi abuela.»

Una abuela británica

Investiga sobre tu nacimiento

Indagar sobre tu nacimiento y cómo tu madre vivió su parto y maternidad puede ofrecerte muchas pistas sobre tus creencias (in)conscientes acerca del parto y la idea de formar una familia. ¿Cómo fuiste concebida? ¿Cómo parió tu madre? ¿Y tu abuela? ¿Tuvieron ayuda en el posparto? ¿Pudieron amamantar? ¿Vivieron la crianza solas o acompañadas? Esta investigación te ayudará a revisar tus creencias heredadas y, además, te permitirá sacar fuerzas para cambiar lo que hasta ahora ha sido el patrón de tu familia. Escribe estas creencias en un papel. Decide cuáles te sirven y quieres mantener, y reformula aquellas que no te sirvan para que te aporten más luz y sabiduría. Repítelas como un mantra cada día hasta que las integres como una nueva parte de ti.

Lunes

Martes

Miércoles

Jueves

Viernes

Sábado

Domingo

MES ____________ AÑO ______

Semana 11

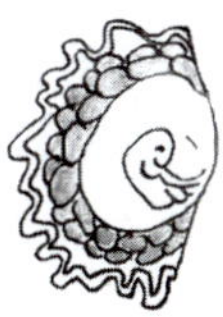

SEMANA 12

¿Qué ocurre en tu interior?

Tu bebé mide unos 6 centímetros y pesa 9 gramos aproximadamente.

Su hígado, riñones y estómago son ahora del tamaño de un granito de arroz. Ya se mueve fluidamente dentro de ti, y pronto comenzará a mover las piernas, rebotando y saltando sobre las paredes del útero. Este movimiento recibe el nombre de reflejo patelar, y podría decirse que son los primeros pasos de tu bebé para descubrir su entorno y conocerse a sí mismo.

Ya estás a punto de finalizar el primer trimestre, por lo que las molestias, en caso de que las hayas tenido, irán disminuyendo, al igual que sucederá con los cambios emocionales. ¡Llegó por fin la hora de bajarse de la montaña rusa!

Si puedes, evita el consumo de bebidas estimulantes.

«En el mundo antiguo, el sueño se consideraba sagrado porque proporcionaba la oportunidad de acceder al mundo del espíritu y obtener de él consejo, enseñanza y curación.»

VICKY NOBLE

Presta atención a tus sueños

A partir de esta semana y durante todo lo que te queda de embarazo, presta atención a tus sueños. Pueden ofrecerte mucha información sobre lo que necesitas saber en este momento tan especial, y también constituyen un poderoso medio de conexión con tu hija. En el mundo occidental apenas les damos importancia, hasta el punto de que muchas veces olvidamos lo que soñamos. Una manera de empezar a recordarlos es escribir por la mañana, nada más levantarte, lo que recuerdes de ellos, aunque sólo sean unas palabras. Poco a poco, verás que la sola intención de recordar y escribir será suficiente para que tus sueños se vuelvan más conscientes y nítidos.

Lunes

Martes

Miércoles

Jueves

Viernes

Sábado

Domingo

MES ______________ AÑO ______ **Semana 12**

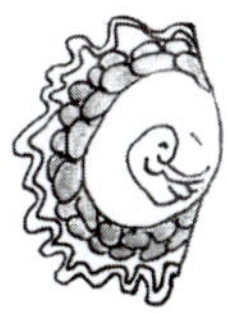

Preguntas guía

¿Qué emociones han surgido cuando has dado las gracias a tu madre? Describe tus sentimientos y emociones sean los que sean.

Anota aquellas creencias que has querido reformular en positivo.

¿Has tenido algún sueño revelador o que te haya llamado la atención esta semana? Descríbelo.

Mis inspiraciones

SEGUNDO trimestre

Ya has integrado que estás embarazada. Las molestias han pasado y el parto aún queda lejos, ¡dedícate a disfrutar!

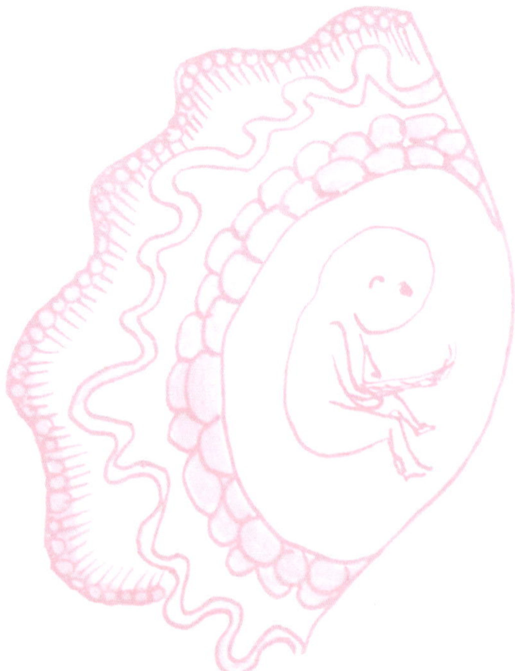

¡Felicidades!

Ya has completado tu primer trimestre.

Estás dejando atrás el cansancio, el sueño y las náuseas.

Tu cuerpo ya se está amoldando a todos los cambios
y, por fin, empiezas a sentir bienestar y plenitud.

¡Bienvenida!

Estás entrando en el segundo trimestre;
el trimestre del disfrute.

El parto queda lejos todavía,
así que puedes dedicarte a gozar de tu embarazo,
a vivirlo en profundidad.

Además, si eres de las que todavía no ha
dicho nada a familiares y amigos,
estarás deseando gritarlo a los cuatro vientos.

¡Adelante!

SEMANA 13

¿Qué ocurre en tu interior?

Tu bebé mide 6 centímetros aproximadamente y pesa unos 9 gramos.

En este momento, la cabeza de tu bebé equivale aproximadamente a un tercio del tamaño de su cuerpo. Sus intestinos se están moviendo desde el cordón umbilical a un lugar más definitivo en su barriga, y sus orejas y ojos avanzan poco a poco hacia su posición final. Además, se mostrará cada vez más receptivo a los estímulos que le llegan de fuera del útero, como la luz, el tacto, el sonido o el sabor del líquido amniótico. ¡Cuántos cambios en tan poco tiempo!

Ha llegado el momento de comenzar a disfrutar de tu embarazo. Es muy probable que ya te sientas mejor, aunque no podemos generalizar puesto que cada mujer es un mundo.

Tu peso probablemente ha aumentado más, pero no debes agobiarte. Intenta ingerir alimentos más sanos durante lo que te queda de embarazo.

Si eres fumadora intenta reducir el consumo de tabaco al mínimo.

«El verdadero amor se compone de entendimiento.»

THICH NHAT HANH

Crea un espacio de comunicación con tu pareja

Siempre es importante cuidar la comunicación con la pareja, y ahora que sois padres mucho más. Puesto que los hijos ocupan mucho tiempo y energía en nuestras vidas, es vital crear un espacio en la relación donde podamos expresarnos, escuchar y ser escuchados acerca de lo que sentimos y necesitamos. Os invitamos a crear ese espacio a partir de ahora, a fin de que el hábito de expresar y escuchar ya se haya consolidado cuando nazca vuestro bebé. Podéis empezar con treinta minutos sin interrupciones del exterior. Primero, uno habla durante cinco minutos mientras que el otro se limita a escucharlo, sin interrumpirlo. Cuando el primero haya terminado, le toca el turno a su pareja, y se repite el proceso anterior: uno habla y el otro sólo escucha durante cinco minutos. Esta ronda se repite tres veces, de forma que cada uno hablará (y será escuchado) durante un total de quince minutos. Es esencial que, en este espacio, te permitas expresar lo que sientes y necesitas por el simple placer de expresarlo y de ser escuchado, pero sin albergar la idea de que el otro haga lo que tú quieres o cambie.

Lunes

Martes

Miércoles

Jueves

Viernes

Sábado

Domingo

MES ____________ AÑO ______ Semana 13

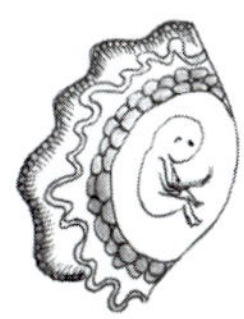

SEMANA 14

¿Qué ocurre en tu interior?

Tu bebé mide entre 8 y 10 centímetros aproximadamente, y pesa más o menos 30 gramos. Casi ha duplicado su peso desde la semana pasada, y sigue creciendo.

A partir de la semana 14, el bebé ingiere lo que su madre ingiere, y podemos verle hacer muecas en función de los diferentes sabores. Siente los movimientos de su boca succionando. El sentido del gusto hace su aparición, lo que le servirá para reconocer a su madre después de nacer, cuando succione el pecho.

Todos los órganos básicos de su cuerpecito, tanto internos como externos, ya están formados, aunque en miniatura. Sus riñones ya producen orina, y su hígado y bazo ya están haciendo su trabajo. Durante esta semana le crece el lanugo, un pelo muy fino que cubre todo su cuerpo y le ayudará a mantener el calor.

Quizá notes que las encías te sangran con el cepillado de los dientes.

Pide cita a tu odontólogo para una revisión dental.

«La respiración es el beso de Dios.»

Yogui Bhajan

La importancia de la respiración

La respiración es un importante recurso corporal que siempre tenemos a nuestra disposición: oxigena el cuerpo, refresca la mente y nos conduce directamente a la relajación.

Esta semana te proponemos conectar con tu respiración de forma consciente. Puedes practicar este ejercicio en un lugar tranquilo durante cinco minutos o, incluso, en cualquier momento de tu jornada. Lo único que tienes que hacer es permitir que tu respiración sea como es, y dirigir toda tu atención al aire que entra y sale de tu cuerpo. Simplemente, siente cómo el aire entra y sale de tus pulmones… Siente cómo tu cuerpo se llena de oxígeno y vida con cada inspiración, y cómo se relaja con cada espiración mientras imaginas que te limpias de todo aquello que ya no necesitas. Con cada inspiración dices SÍ a la vida, y con cada espiración dejas ir y sueltas lo que ya no necesitas.

Tal vez desees acompañar este ejercicio con las siguientes palabras. Con cada inspiración, puedes decir: «En mi yo profundo…», y con cada espiración: «me calmo y me relajo».

El movimiento de entrada y salida de aire en tu cuerpo produce en tu bebé una especie de efecto mecedora, por lo que, cada vez que te tomas unos minutos para respirar conscientemente, también lo estás acunando. Dirige también tu atención hacia el bebé mientras respiras y lo meces. ¡Disfruta de este ejercicio!

Lunes

Martes

Miércoles

Jueves

Viernes

Sábado

Domingo

MES ______________ AÑO ______ **Semana 14**

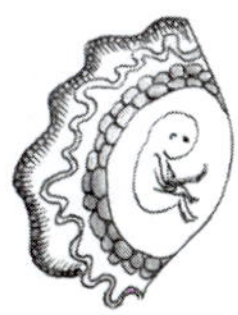

SEMANA 15

¿Qué ocurre en tu interior?

Tu bebé mide de 10 a 12 centímetros y ya pesa alrededor de 50 gramos.

El bebé continúa desarrollándose. Sus articulaciones y extremidades han crecido, y pueden moverse. Por el momento, todavía tiene los ojitos cerrados, pero ya puede percibir la claridad.

Tal vez padezcas de vez en cuando cierto ardor de estómago, gases y/o indigestión.

Protege tu piel del inevitable aumento de melanina que tiene lugar durante el embarazo con un protector solar de factor alto.

«Lo que creemos de nosotros mismos y de la vida, llega a ser nuestra verdad.»

LOUISE HAY

El poder de las afirmaciones positivas

Mucho se ha hablado del poder de las afirmaciones positivas. Popularizadas por Louise Hay, constituyen un buen recurso para mantener tu mente centrada en aquello que deseas, y también para atraerlo hacia ti. Aquí te proponemos algunas —aunque también te animamos a elaborar tus propias afirmaciones— para que las repitas como un mantra en tu día a día. Puedes escribirlas o dibujarlas en cartulinas de colores y colgarlas en alguna pared de tu casa para tenerlas siempre presentes.

- Confío plenamente en mi sabiduría y mi intuición para que me guíen durante el embarazo, el parto y la crianza de mi hijo.
- Cuando siento a mi bebé en mi interior, mi amor y conexión con él crecen.
- Me siento sana y me cuido para mí y para mi bebé.
- Estoy aportando a mi bebé todos los nutrientes que necesita para vivir y desarrollarse plenamente dentro de mí.
- El nacimiento es un proceso natural donde mi mente y mi cuerpo trabajan al unísono junto a mi bebé.

Lunes

Martes

Miércoles

Jueves

Viernes

Sábado

Domingo

MES ______________ AÑO ______ Semana 15

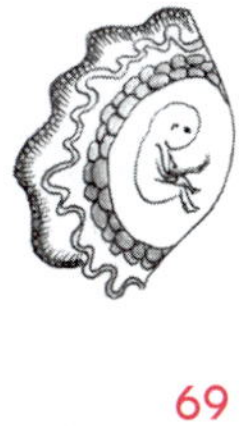

SEMANA 16

¿Qué ocurre en tu interior?

Tu bebé mide ahora unos 12 centímetros, y pesa entre 80 y 100 gramos.

Gracias a los diminutos huesos que se han formado en sus oídos, ahora ya puede oírte. Ésta es una gran oportunidad para contarle cómo te sientes y con cuántas ansias lo estás esperando. También le está creciendo el cabello, las cejas y las pestañas. Sus papilas gustativas se están formando.

Estás viviendo lo que nosotras llamamos el *resplandor del embarazo*: tu cabello, y probablemente tus uñas, crecen más rápido y fuertes, y tu piel tiene un aspecto radiante.

Es probable que adviertas ciertas dificultades para concentrarte y te sientas un poco olvidadiza y despistada. Tus senos ya se están preparando para la lactancia materna y han adquirido más volumen.

Evalúa la posibilidad de asistir a clases de yoga prenatal.

«Es maravilloso estar vivo y gozar de la Tierra.»

THICH NHAT HAN

Camina conscientemente

La espiritualidad está muy relacionada con la sencillez, con volver a lo esencial, y con observar lo que nos rodea como si lo viéramos por primera vez. De hecho, es posible acceder a una experiencia espiritual mientras observamos un paisaje o caminamos por la naturaleza. Para esta semana, te proponemos dar un paseo de veinte minutos por un parque, playa o montaña, y que, en algún momento de la caminata, te descalces y sientas cómo la tierra bajo tus pies te sostiene. Como dice el maestro budista Thich Nhat Hanh: «Camina con plena conciencia, como si besaras la tierra con los pies». Mientras caminas, conecta con tu respiración y tu hija. Contempla el cielo, el sol y las nubes como si fuera la primera vez que los ves. Sé consciente de las sensaciones que te llegan, y déjate invadir por ellas. Limítate a estar conectada contigo misma, con tu hijo y con la Tierra.

Lunes

Martes

Miércoles

Jueves

Viernes

Sábado

Domingo

MES ____________ AÑO ______ Semana 16

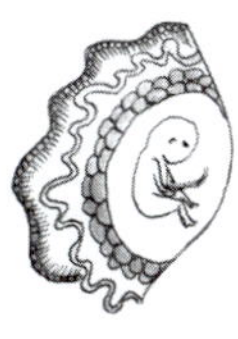

Preguntas guía

¿Cómo es tu nivel de energía esta semana? ¿Has percibido cambios en tu energía? ¿Tienes más o menos energía que antes?

¿Cómo te has sentido al ser escuchada sin interrupciones por tu pareja?

¿Cómo te has sentido al crear, a través de tu respiración, el movimiento de mecedora para tu hijo?
¿Has tenido alguna intuición con respecto a él?

Mis inspiraciones

¿Qué ocurre en tu interior?

Tu bebé mide unos 13 centímetros y pesa entre 100 y 115 gramos.

Su cuerpecito empieza ahora a cubrirse de una sustancia blanca y grasa, llamada vérnix, que sirve para proteger su piel. En el momento del nacimiento, gran parte de esa sustancia ya habrá desaparecido. El cordón umbilical se hace más grueso y fuerte para adecuar el traslado de sustancias a las necesidades del bebé.

La parte baja de tu abdomen ya se encuentra un poco abultada, ¡muy pronto podrás presumir de barriguita!

Continúan más o menos los mismos síntomas de las semanas anteriores. Seguramente notes más cambios en tus pechos, pues tu cuerpo se comienza a preparar para la producción de leche.

Disfruta de acariciarte la barriga
durante unos minutos al día
para sentir a tu bebé.

*«Cuando se tiene un hijo,
se tiene el mundo dentro y el corazón fuera.»*

Los hijos infinitos.

Andrés Eloy Blanco, poeta venezolano.

Escribe una carta de bienvenida a tu hijo

Ahora que estás en el quinto mes de tu embarazo y sientes al bebé crecer dentro de ti, es un buen momento para escribirle una carta de bienvenida. Busca un lugar tranquilo y tómate media hora de tu tiempo. Después, lleva las manos al vientre y conecta con tu hijo mientras realizas diez respiraciones profundas. Seguidamente, comunícate con él con libertad y sin juicios. Tal vez desees expresarle qué quieres ofrecerle como madre, como familia o cualquier otra cosa que se te ocurra. Escríbele todo lo que te apetezca contarle, lo que te surja en ese momento. Este ejercicio te ofrece un espacio de creatividad sin límites tanto para ti como para el bebé.

Querido hijo:

Lunes

Martes

Miércoles

Jueves

Viernes

Sábado

Domingo

MES ______________ AÑO ______ Semana 17

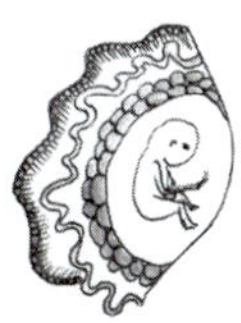

¿Qué ocurre en tu interior?

Tu bebé mide ahora unos 14 centímetros y pesa de 150 a 180 gramos.

Ya bosteza, a veces tiene hipo, y también chupa y traga de vez en cuando. Se desarrolla a una velocidad increíble, ¿no te parece? Sus cuerdas vocales se han desarrollado lo suficiente como para producir llanto. Ya se gira, da vueltas, además de puñetazos y pequeñas patadas. Además, su tamaño —ha crecido mucho en estas últimas semanas— te permite sentir todos estos movimientos. ¡Disfruta de esta bella manifestación de vida dentro de ti!

Trata de dormir pequeñas siestas durante el día cada vez que tengas la oportunidad de hacerlo, ya que es probable que no te resulte fácil conciliar el sueño por las noches.

La presión que el bebé ejerce en tu vientre puede provocar que se te hinchen las manos y los pies. Tal vez también sientas dolores de espalda y calambres en las piernas a causa de dicha presión.

Salvo que tu médico te lo desaconseje, mantener las piernas en alto durante unos minutos al día puede ayudarte a aliviar la hinchazón de las extremidades inferiores.

«Comer es algo que haces cada día.
Así que practicar el arte de comer consciente,
te prepara para parir conscientemente.»

PAM ENGLAND

Come conscientemente

Si cuidas de tu alimentación durante el embarazo, también estarás cuidando de la alimentación y salud de tu hijo. Por supuesto que comer alimentos sanos y naturales —bajos en azúcares, sin conservantes y, a ser posible, ecológicos— ayuda, pero lo que mejor le sienta al cuerpo es alimentarse conscientemente. Sentarse a la mesa, conectar con los alimentos que vas a ingerir, con los olores y los colores, agradecer toda la cadena de personas y hechos que han posibilitado que puedas tener ese plato en tu mesa, comer despacio, saborear cada bocado, masticarlo bien y tragarlo sabiendo que te va a nutrir a ti y a tu hijo, es comer con consciencia. Imagina cómo, a través de ti, llegan los alimentos a tu bebé. Conecta con esa sensación.

Comer como si fuera la primera vez que pruebas la comida que tienes en el plato es un placer que todos deberíamos experimentar a diario. Si lo hiciéramos, nuestro organismo estaría mucho más feliz y relajado. Durante esta semana, te animamos a disfrutar de esta experiencia al menos una vez al día.

Lunes

Martes

Miércoles

Jueves

Viernes

Sábado

Domingo

MES ____________ AÑO ______ Semana 18

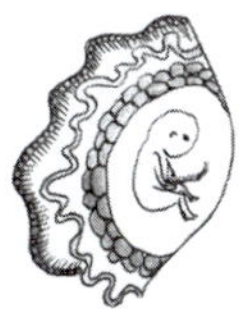

SEMANA 19

¿Qué ocurre en tu interior?

Tu bebé mide 15 centímetros aproximadamente y pesa entre 200 y 240 gramos.

Las conexiones neuronales del bebé son cada vez mayores. Sus reflejos evolucionan vertiginosamente, lo cual contribuye al desarrollo del sistema nervioso. Las células nerviosas correspondientes a los sentidos del gusto, el oído, la vista y el olfato también se están desarrollando a gran velocidad. Además, sigue moviendo los brazos y las piernas, se desplaza en el líquido amniótico, puede oír, y ya ejercita sus reflejos.

Durante estos días tal vez percibas un aumento de la libido. *¡Disfrútalo!* También puedes sentir ciertas molestias y dolores de abdomen causados por el estiramiento de los músculos que dan cabida al bebé.

Si no lo has hecho aún,
ya puedes confirmar el sexo de tu bebé
(siempre y cuando desees saberlo).

«Un tiempo para todas las cosas,
y cada cosa a su debido tiempo.»

CLARISSA PINKOLA ESTÉS

Planifica un *babymoon* con tu pareja

El *babymoon* es una práctica muy extendida en los países anglosajones que podría definirse como una especie de luna de miel antes de la llegada del bebé. Para esta semana, te proponemos una actividad muy divertida: sorprender a tu pareja con un *babymoon*. Piensa en un lugar agradable, y asequible para tu bolsillo, donde hacer una escapadita de al menos una noche (si son más noches todavía mejor). Busca destinos en internet, pregunta a tus amigos, sé creativa y sorprende a tu pareja con algo que os devuelva la chispa de cuando os enamorásteis. Disfruta de esta oportunidad antes de que nazca el bebé. ¡Quién sabe cuándo podréis volver a disfrutar de algo así!

Lunes

Martes

Miércoles

Jueves

Viernes

Sábado

Domingo

MES ____________ AÑO ______ **Semana 19**

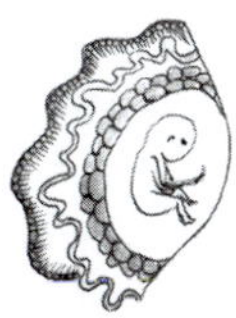

SEMANA 20

¿Qué ocurre en tu interior?

Tu bebé mide unos 20 centímetros y pesa entre 250 y 300 gramos. A partir de esta semana, su altura se duplicará y su peso se multiplicará por diez.

Tu hijo oye cada vez mejor y percibe sonidos del exterior, como voces o música.

Poco a poco aprenderá a reconocer tu voz y la de su papá. Se trata de un importante aprendizaje que le permitirá identificar vuestras voces cuando nazca y, por lo tanto, le ayudará a sentirse más seguro en el exterior.

Es posible que la cantidad de flujo vaginal continúe aumentando hasta el parto. A medida que el bebé crece, tu cuerpo le va cediendo cada vez más y más espacio, lo cual podrá suponerte algunas molestias digestivas.

Durante esta segunda mitad del embarazo se producirán todos los cambios destinados a garantizar unas óptimas condiciones de vida tras el nacimiento.

Realiza actividades que te ayuden a liberarte del estrés.

*«Lo que aprendemos en el vientre
no lo podemos aprender en la Tierra.»*

YOGUI BHAJAN

Celebra la vida con los colores de tu ropa

Ha llegado el momento de celebrar tu embarazo. Honra tu cuerpo, tu salud y tu alma a través de la energía y vibración de los colores. ¿Qué color te apetece vestir? ¿Cuál te llama más la atención en este momento? ¿Azul?, ¿rojo?, ¿violeta? ¿Tal vez aquel naranja que nunca te atreves a ponerte? Quizá tu hijo trate de decirte algo a través de los colores. También puedes escoger algunos complementos para embellecerte aún más e irradiar toda tu energía femenina. Confía en tu intuición y ponte lo que te apetezca. Permítete lucir tu cuerpo y sentirte hermosa.

Lunes

Martes

Miércoles

Jueves

Viernes

Sábado

Domingo

MES ______ AÑO ______ **Semana 20**

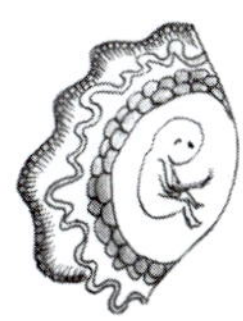

Preguntas guía

Escribe una frase que resuma lo que has escrito en la carta a tu hija.

De las propuestas de esta semana, ¿hay alguna que te haya ayudado especialmente a crear un cambio dentro de ti o en la relación con tu hija?

¿Qué color escogiste para vestirte? ¿Qué sentiste al caminar por la calle y acudir a tus citas vestida con esos colores?

Mis inspiraciones

SEMANA 21

¿Qué ocurre en tu interior?

Tu bebé mide entre 25 y 27 centímetros, y pesa de 300 a 330 gramos. Puesto que ha crecido bastante, comienzas a sentir con mayor intensidad todos sus movimientos.

El sistema digestivo de tu bebé se prepara para el mundo exterior y elabora el meconio, la sustancia de color negro que encontrarás en su primer pañal. Si es una niña, ya cuenta con su propio suministro de óvulos para toda la vida.

Probablemente, estos días te sientas especialmente *cómoda*. De hecho, para muchas mamás, ésta suele ser la fase más agradable del embarazo. Tu vientre todavía no es demasiado voluminoso y las típicas molestias del embarazo ahora son mucho más leves o ya han desaparecido por completo.

Relájate y disfruta este período. Tu cuerpo se está preparando para la llegada del bebé.

«Es gracias a la voz de la madre, percibida a través de un oído precozmente concebido y operacional desde las primeras semanas de vida prenatal, cuando se esboza el deseo de comunicar.»

AUTOR DE LA SEMANA

Déjate llevar y... ¡canta!

Cantar nanas es algo que las mujeres hacemos desde tiempos inmemoriales. Mecer y cantar a nuestro hijo durante el embarazo nos ofrece múltiples beneficios. Al cantar liberamos endorfinas —hormonas del placer—, que inundan nuestro cuerpo y llegan a nuestro hijo a través de la placenta, lo cual se traduce en una sensación muy placentera para madre e hijo. Al cantar, también le estamos dando un masaje sonoro acuático, pues el líquido amniótico vibra y le acaricia la piel. Por último, a través del canto, practicamos la libertad de expresión y la apertura de la boca, mandíbula y garganta, un canal fuertemente relacionado con el del parto. Si la boca y la garganta están abiertas y relajadas, es mucho más fácil que el cuello del útero, la vagina y el periné se relajen y se abran.

De pie o sentada, abraza tu vientre y expresa tus emociones a través de la voz. Si lo deseas, inventa vuestro propio idioma, únicamente para ti y tu bebé, o crea la letra de una canción de cuna para vosotros dos.

Si te cuesta cantar, puedes tararear o limitarte a abrir tu garganta para pronunciar las vocales A y O, que son las que más apertura generan. Con este sencillo ejercicio ya estás liberando endorfinas. Siente cómo el sonido vibra en todo tu cuerpo. Es la voz de tu corazón.

Esta semana, ¡déjate llevar y canta!

Lunes

Martes

Miércoles

Jueves

Viernes

Sábado

Domingo

MES ______________ AÑO ______ **Semana 21**

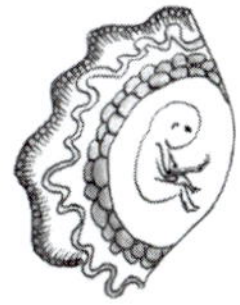

SEMANA 22

¿Qué ocurre en tu interior?

Tu bebé mide de 26 a 30 centímetros, y pesa entre 340 y 360 gramos.

Los ojos y labios de tu bebé ya se han desarrollado, y cada día se parece más a un recién nacido. Sus ciclos de sueño son de 12 a 14 horas diarias.

Ya puedes percibir claramente sus movimientos y pataditas en tu abdomen. Es emocionante, ¿verdad?

Tu útero se ha expandido, tu barriga es más voluminosa y tu peso ha aumentado (y seguirá haciéndolo). Además, tu respiración se ha vuelto más profunda y el ritmo cardíaco más rápido; lo que te sucede es normal. Tu cuerpo trabaja sin descanso y ha cambiado mucho últimamente. Duerme todo lo que puedas y olvídate por el momento de hacer grandes esfuerzos.

Tal vez te crezca algo de vello en los lugares más insospechados. ¡Es cosa de las hormonas!

Observa los movimientos de tu bebé durante la noche, justo antes de dormirte. Por lo general, cuanto más tranquila estés, mejor podrás percibirlos.

«En el baile, el cuerpo de la mujer se convierte en el eje central que une el Cielo y la Tierra. De esa unión nace la creación.»

MARION WOODMAN

Baila con tu bebé

Bailar, saltar y reír son actividades fantásticas que fortalecen el sistema linfático y favorecen el desarrollo cerebral del bebé. Cuando bailamos, desbloqueamos la energía estancada, de modo que todo fluye mejor en nuestro interior. A los bebés, tanto si todavía están dentro del seno materno como si ya han llegado al mundo, les encanta que sus mamás bailen. Así que sé tu propio DJ, escoge una música que te transmita alegría, y ¡baila! Baila para ti, baila para tu bebé. Mueve las caderas en círculos, hacia delante y hacia atrás... Disfruta de la sensualidad de ser mujer y, en esa intimidad con tu hijo generada por el baile, transmítele tu amor a través del movimiento.

Lunes

Martes

Miércoles

Jueves

Viernes

Sábado

Domingo

MES ____________ AÑO ____

Semana 22

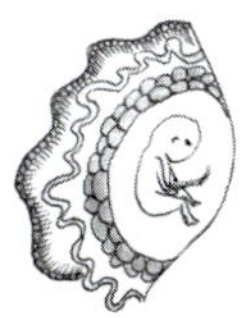

SEMANA 23

¿Qué ocurre en tu interior?

Tu bebé mide ahora unos 27 centímetros, y no sólo está más grande, sino que cada día se vuelve más hermoso. Su peso ronda entre los 450 gramos y el medio kilo.

El bebé ya oye los ruidos del mundo exterior. También oye tu voz, los latidos de tu corazón e incluso ciertos sonidos fuertes de la calle, como la bocina de los coches o los ladridos de los perros. Además, sus pezones se están conformando y su rostro ya está completamente formado.

Durante esta semana, continuarán los mismos síntomas de las semanas anteriores.

Relájate todo lo que puedas.
Antes de lo que crees,
tu hijo estará en tus brazos.
Disfruta de este momento único.

«Tu visión devendrá más clara solamente cuando mires dentro de tu corazón... Aquel que mira fuera, sueña. Quién mira en su interior, despierta.»

CARL GUSTAV JUNG

Visualiza a tu hijo

El uso de imágenes mentales, o visualización, ayuda a promover el diálogo entre madre e hijo. La visualización actúa a niveles muy profundos del inconsciente, y sus efectos pueden llegar a experimentarse incluso a nivel orgánico. Por esta razón, para quienes no se sientan especialmente atraídos por las palabras y los diálogos, la visualización creativa constituye un excelente recurso para comunicarse de forma fluida con el bebé.

Busca un lugar tranquilo y concédete unos cuantos minutos de tu tiempo para hacer este ejercicio. En primer lugar, observa tu respiración e imagina que en tu vientre hay una ventana a través de la cual puedes ver a tu bebé. Visualiza su rostro, ojos, orejas, pelo, boca, espalda y brazos. Detente a imaginar los pequeños y delicados dedos de sus manos y pies. Visualízalos con todo detalle y mantén durante unos minutos esa conexión con tu bebé. Permítete estar abierta, y observa si te llega alguna sensación o mensaje.

También puedes idear otras visualizaciones y jugar con ellas; por ejemplo, que estáis en una piscina y juegas con él; que le envías energía y luz a través de tus manos; o que le acaricias y le das un masaje. Deja volar tu imaginación y permite que se creen imágenes mentales que te acerquen a tu bebé.

Lunes

Martes

Miércoles

Jueves

Viernes

Sábado

Domingo

MES ______________ AÑO ______

Semana 23

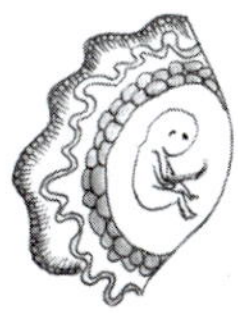

SEMANA 24

¿Qué ocurre en tu interior?

Tu bebé mide entre 28 y 30 centímetros, y su peso ronda los 500 gramos.

Durante esta semana, tu bebé no sólo desarrolla sus órganos internos, sino que su aspecto también cambia. Su piel, antes transparente, se vuelve gradualmente más rosada y opaca gracias a los pequeños capilares que se han formado recientemente.

Tu cuerpo continúa con su trabajo; no deja de prepararse, amoldarse y estirarse para ofrecer cada vez más espacio al bebé que crece en tu interior.

Da los buenos días a tu bebé en cuanto te despiertes, y cuéntale cómo te sientes hoy.

*«La gratitud es la llave que abre
la puerta al poder de la sabiduría,
de la creatividad y del universo.»*

DEEPAK CHOPRA

Crea un altar para tu familia

El término *altar* proviene del latín y significa *elevar*. La creación de un altar nos conecta y nos abre a lo *elevado*, a aquello que es más grande que nosotras. Nos ofrece la conexión con lo sagrado, un nexo olvidado en las sociedades occidentales del siglo XXI. En el altar, puedes poner todo aquello que desees honrar, agradecer o invocar en tu vida. Escoge un lugar tranquilo de tu casa donde instalarlo. Para *elevarlo*, puedes utilizar una caja cubierta con una tela bonita. Y, en cuanto a qué objetos colocar en él, te aconsejamos que te dejes llevar por tu intuición. Puede ser algo tan sencillo como una ecografía y una vela para invocar la salud, o imágenes de mujeres embarazadas o parturientas que te inspiren y te ayuden a invocar la fuerza que deseas para tu parto. También puedes añadir elementos de la naturaleza, como flores, hojas, tierra, o un difusor de aromas con aceite esencial de lavanda, ideal por sus propiedades relajantes, u otro aceite esencial que te agrade. Haz un escrito con todo lo que agradeces y pides al universo, y depositalo allí. Permítete fluir, y ¡crea belleza en tu altar!

Lunes

Martes

Miércoles

Jueves

Viernes

Sábado

Domingo

MES ______________ AÑO ______

Semana 24

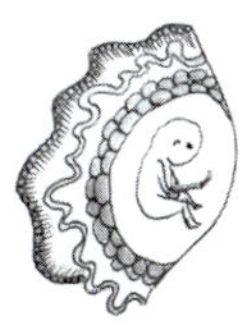

Preguntas guía

¿Has notado alguna sensación especial mientras cantabas o visualizabas a tu hijo? ¿Te ha llegado algún mensaje de él?

Describe qué elementos has puesto en el altar y con qué intención. Si lo deseas, puedes hacerle una foto y pegarla aquí.

Mis inspiraciones

TERCER trimestre

Prepararse para el parto
como rito de paso

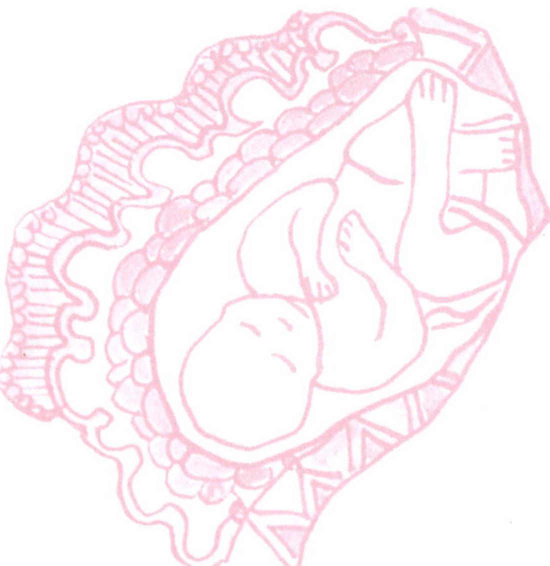

Mantra del parto

Yo sé parir.

Como parieron las mujeres que me precedieron.

Mi madre, mi abuela, mi bisabuela, mi tatarabuela,
y así hasta la primera mujer.

Lo llevo grabado en mis células.

Es su legado.

Mi cuerpo sabe parir,
como sabe respirar, digerir, engendrar, andar, hablar, pensar.

Mi pelvis, mi útero, mi vagina, son obras de ingeniería
al servicio de la fuerza de la vida.

Yo soy «la que sabe».

Y la que sabe me susurra:

«Cabalga la energía de las contracciones como si fuera éxtasis,
loba, leona, hiena, yegua, zorra, gata, pantera…

Encuentra tu hembra de poder y conviértete en ella»

Y siendo ella, mamífera todopoderosa, doy a luz.

Mónica Manso Benedicto

SEMANA 25

¿Qué ocurre en tu interior?

Tu bebé mide aproximadamente entre 34 y 37 centímetros, y su peso puede ir de los 600 gramos a 1,100 kilos.

Tu bebé está disfrutando ahora de su recién desarrollado sentido del equilibrio, y sabe orientarse hacia arriba y hacia abajo. ¡También le está creciendo más cabello!

Es posible que, a partir de esta semana, te cueste un poco dormir. Es algo normal que no debe preocuparte. Puesto que el bebé sigue creciendo, puede que movilice un poco tu aparato digestivo, lo cual puede generarte ciertas incomodidades. Si entiendes que todo esto se produce porque está creciendo, y además lo visualizas, te resultará más fácil sobrellevarlo.

Intenta beber más agua durante el día, y disminuye su consumo de noche. De este modo te ahorrarás las visitas nocturnas al cuarto de baño.

«Mi universo es cálido, habito mientras me conformo, en un útero dentro de un cuerpo femenino, y percibo la vida desde ese lugar, mi primera casa.»

THOMAS VERNY

Conecta contigo misma a través del dibujo

El mes pasado visualizaste a tu hijo en toda su dimensión corporal y hoy te invitamos a dibujarlo. Entregarse a un proceso creativo, como el dibujo, es entregarse a lo desconocido, al igual que sucede en el parto. A la hora de dibujar, lo importante no es el resultado sino el propio proceso.

Toma una hoja de papel grande, tipo din a3, varios lápices, ceras o rotuladores de colores y empieza a imaginar. ¿Cómo es su vida ahí dentro? ¿Qué colores ve tu hijo? ¿Qué formas? ¿Cómo es su mundo? Cierra los ojos y permite que las imágenes lleguen a tu mente. Después, ábrelos y déjate llevar: deja que sean tus manos las que escojan los colores y plasmen sobre el papel cómo es la vida del bebé que está dentro de ti. Dibuja durante diez minutos. Cuando creas que has acabado, pregunta al dibujo si necesitas añadir algo más, y ábrete a la respuesta. Si te surge cualquier cosa más, no dudes en dibujarla. Para finalizar, hazte una última pregunta: ¿hay algún mensaje que deseo enviar a mi hijo? Si es así, escríbelo con letras o incluye algún símbolo que represente ese mensaje en algún lugar del dibujo. Cuando hayas terminado, ponle título y toma conciencia de cómo te sientes. ¿Cómo ha sido la experiencia de dibujar? No te fijes en el resultado, únicamente describe tu experiencia en las páginas de tu diario.

Si te parece difícil dibujar, piensas que no sabes hacerlo o crees que este ejercicio es una pérdida de tiempo, te animamos a probarlo. Muchas mujeres se han sorprendido enormemente con los resultados de este ejercicio. Además, te ayudará a ampliar la conciencia que tienes de ti misma y a mejorar la conexión con tu hijo.

Lunes

Martes

Miércoles

Jueves

Viernes

Sábado

Domingo

MES ____________ AÑO ______ Semana 25

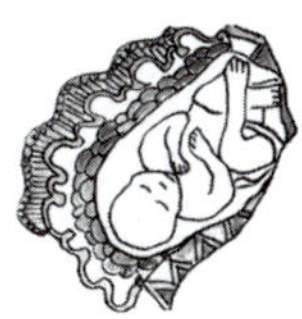

¿Qué ocurre en tu interior?

Tu bebé mide entre 31 y 34 centímetros, y pesa alrededor de 800 gramos.

Los cinco sentidos de tu bebé, así como sus talentos, están en plena fase de desarrollo. Además, le están saliendo las pestañas. Su sistema inmunológico se prepara para la vida en el exterior, y toma respiraciones de líquido amniótico, una práctica que le vendrá muy bien una vez que haya nacido y tenga que respirar aire.

Tal vez, en ocasiones, notes tu vientre un poco tenso. Se trata de una contracción, ¡no te asustes! La sabiduría de tu cuerpo genera este endurecimiento con el objetivo de prepararse para el parto.

Prueba a dormir con un almohadón cilíndrico
o almohada larga entre las piernas.
Tus caderas se relajarán si duermes en esa posición.

«Haz más haciendo menos.
La vida se transforma durante
los períodos de inactividad.
No hagas nada y empezarás
a conocer el Tao de las mujeres.»

EL TAO DE LAS MUJERES

Regálate un baño relajante con esencia de lavanda

Has entrado en el tercer trimestre y dentro de muy poco empezará a cambiar la energía del disfrute por otra más enfocada en la acción de cara al parto. De modo que, para aprovechar estos últimos momentos, te animamos a que, esta semana, te regales un baño relajante con esencia de lavanda. Enciende algunas velas en el cuarto de baño, pon música relajante y goza de la plenitud de un momento de íntima conexión contigo misma y tu hijo. Si no tienes bañera en tu casa, puedes pedirle a una amiga que te permita usar la suya para esta ocasión tan especial. ¡No hay excusas!

Lunes

Martes

Miércoles

Jueves

Viernes

Sábado

Domingo

MES ____________ AÑO _____ Semana 26

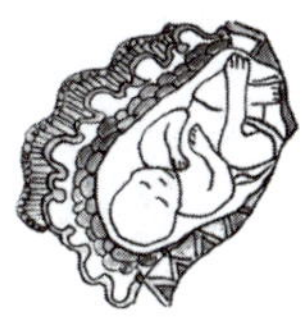

¿Qué ocurre en tu interior?

Tu bebé mide de 34 a 36 centímetros, y pesa 1 kilo aproximadamente.

Tu bebé ya muestra actividad cerebral y sus pulmones continúan desarrollándose; los pequeños músculos de su pecho empiezan a practicar un movimiento como el de la respiración empleando los pulmones y el diafragma. ¡Se va preparando para la vida aquí afuera!

Los síntomas que te han acompañado hasta ahora no van a desaparecer del todo, pero es muy probable que a estas alturas ya hayas encontrado algunas estrategias para sentirte mas cómoda con ellos.

Observa conscientemente el milagro que tiene lugar dentro de ti. El embarazo pasa muy rápido, así que es una buena idea tomar nota de lo que sientes en este momento para poder recordarlo siempre.

«Para cambiar el mundo, primero debemos cambiar la forma de nacer.»

MICHEL ODENT

Empieza a prepararte para el nacimiento

Empieza a recabar información sobre las diferentes ofertas de preparación activa al parto que hay en tu ciudad y los profesionales que deseas que te acompañen durante el nacimiento de tu hija.

Una preparación al parto es activa cuando la mujer recibe un entrenamiento adecuado que le permita ser la protagonista del parto y nacimiento de su hijo, estar informada, ser capaz de tomar sus propias decisiones y preguntar todo aquello que desea saber para poder decidir dónde, cuándo y cómo desea dar a luz.

Si vas a parir en un hospital es esencial que te informes previamente sobre sus protocolos en relación al parto respetado y la neonatología. Si deseas un parto natural y respetado —sin intervenciones— es importante que averigües de antemano si te permiten libertad de movimientos y respetan tus tiempos. Hoy en día, ya hay muchos hospitales públicos que incluyen protocolos de parto natural y respetado.

En www.elpartoesnuestro.com encontrarás muchos recursos e información sobre este tema. Te animamos a echar un vistazo a este sitio web para conocer más a fondo cuáles son tus opciones.

Lunes

Martes

Miércoles

Jueves

Viernes

Sábado

Domingo

MES ______________ AÑO ______ Semana 27

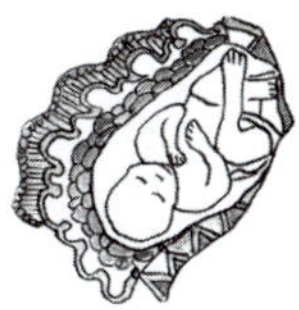

¿Qué ocurre en tu interior?

Tu bebé mide entre 35 y 37 centímetros, y ya empieza a sobrepasar el kilogramo de peso.

En esta etapa, la piel de tu bebé se vuelve más suave, y sus pulmones terminan su desarrollo.

Estar en este tercer trimestre implica que gran parte de tu anatomía ya está preparada para el parto; y la de tu bebé, lista para salir. Tu maravilloso cuerpo está produciendo el primer alimento del bebé, una sustancia amarillenta llamada calostro, que en ocasiones puede llegar a salirse un poco de los senos. Puesto que el cuerpo se empieza a preparar para el parto, es posible que sientas contracciones leves.

En esta última etapa tal vez te sientas nerviosa, o quizá das tantas vueltas a la cabeza que tienes problemas para conciliar el sueño y dormir bien. Si ves que te despiertas en medio de la noche, intenta hacer algo que te relaje, como leer un libro, beber una infusión de manzanilla o escuchar música tranquila. En cuanto veas que te invade de nuevo el sueño, vuelve a la cama y trata de descansar un poco.

Observa a tu bebé. ¿A qué hora se mueve más?, ¿cuándo son más lentos sus movimientos?, ¿cuándo son más rápidos?, ¿se mueve cuando comes algún determinado alimento en especial? Esta información puede ofrecerte un adelanto de su personalidad.

«El amor es un rayo de luna.»

GUSTAVO ADOLFO BÉCQUER

Báñate en la luz de la luna

La luna está íntimamente conectada con la energía femenina. La menstruación se mide en cuatro lunas, el embarazo en nueve y el año en trece lunas. Si la luna tiene un efecto tan poderoso sobre los océanos, hasta el punto de provocar las mareas, imagínate cómo puede afectar a nuestro cuerpo, que es agua en un setenta por ciento. Puesto que hemos pasado de vivir en la naturaleza a habitar en pisos de hormigón en los que apenas vemos la luna —y mucho menos la sentimos—, hoy en día apenas notamos su influjo.

¿Sabías que, al igual que tomamos la luz del sol, también podemos tomar la luz de la luna? Esta semana te proponemos que dediques unos minutos de tu tiempo a nutrirte de la luz de la luna. Sal al exterior e imagina que su luz baña tu útero y a tu bebé. Ábrete a recibirla, mírala, respira y déjate bañar por su luz. No tienes que hacer nada más. Si sientes ganas de cantar o bailar, hazlo. Déjate llevar por ese impulso.

Lunes

Martes

Miércoles

Jueves

Viernes

Sábado

Domingo

MES ______________ AÑO _____ Semana 28

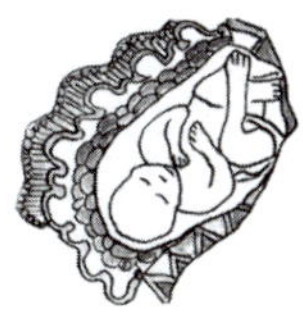

Preguntas guía

Cuando me cuido y me ofrezco un baño me siento…

¿Percibiste algún movimiento o mensaje de tu bebé mientras te dabas el baño de luna?

Mis inspiraciones

SEMANA 29

¿Qué ocurre en tu interior?

Tu bebé mide aproximadamente 38 centímetros y pesa 1,3 kilos.

Sin embargo, tu hijo todavía tiene mucho camino por recorrer y es probable que triplique su peso actual antes del nacimiento.

A medida que tu bebé crece, el espacio que dispone se hace más pequeño, por lo que a partir de ahora vas a percibir sus movimientos con mayor intensidad y frecuencia. Tal vez sientas cierta picazón en el vientre. Esto se debe a que tu piel se estira y se vuelve más fina, por lo que estará más sensible.

Tomar tentempiés saludables a intervalos regulares te ayudará a equilibrar tus niveles de azúcar.

«Sólo uno mismo conoce la verdad sobre su propia historia que sigue guardada en su memoria celular.»

PETER BOURQUIN

Comunica tus sentimientos a tu bebé

Esta semana te proponemos que te tomes unos instantes cada día para transmitirle a tu bebé las emociones que vas experimentando. Puedes hacerlo en voz baja o mentalmente. Pon palabras a tus sentimientos y comparte con él de dónde vienen, o cuál es la causa de que estés alegre, triste, enfadada o con miedo. Como ya dijimos anteriormente, no hay emociones positivas o negativas, todas cumplen una función y tienen su razón de ser. La alegría anima, la tristeza libera, la rabia defiende y el miedo protege. Los nueve meses que tu hija pasa en tu interior es un tiempo ideal para que se familiarice con el lenguaje de las emociones. Así que, esta semana, comparte tus emociones cotidianas con ella. Comprobarás que es tan enriquecedor como liberador.

Lunes

Martes

Miércoles

Jueves

Viernes

Sábado

Domingo

MES ______ AÑO ______ Semana 29

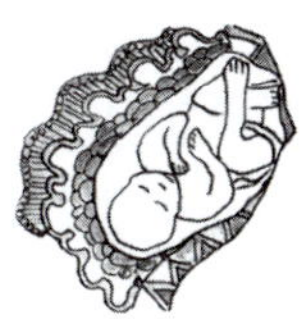

SEMANA 30

¿Qué ocurre en tu interior?

Tu bebé mide unos 39 centímetros y pesa 1,4 kilos aproximadamente. ¡Continúa creciendo!

La piel de tu bebé es cada vez más suave. Sin embargo, ha desarrollado fuerza suficiente como para agarrar un dedo.

Durante esta semana, es probable que comience a colocarse cabeza abajo para encajar en tu útero. Ésta es la posición ideal que ha de adoptar para nacer.

Notarás que la cadera y la pelvis se están aflojando y expandiendo para darle lugar al bebé que sigue creciendo. Sentirás incomodidad cuando el bebé te dé pataditas en las costillas y en el diafragma.

No te preocupes, cuando se mueva hacia abajo, te sentirás menos pesada.

Evalúa la posibilidad de hacer una sesión de fotos de tu barriga.

«Todos los estímulos sensoriales y afectivos recibidos durante el período prenatal por parte de nuestros padres constituyen nuestra primera programación como personas.»

DOCTOR THOMAS VERNY

Experimenta el sostén de la madre Tierra

Ve a un parque o a la montaña, y estírate en el suelo durante quince minutos. Siente cómo la tierra te sostiene y te nutre. Ofrécele tu peso, y permítele que transmute cualquier pequeño rastro de energía negativa en calma y serenidad. Entrégate a ella y respira. Ésta es una de las muchas maneras que tienes de integrar que ese apoyo y sostén estarán disponibles para ti y tu hijo durante el día del parto.

La naturaleza nos conecta directamente con nuestro instinto, con el hemisferio derecho, con nuestra parte no racional. Estar en contacto con tu parte instintiva, y familiarizarte con ella, te resultará de gran ayuda el día del parto.

Lunes

Martes

Miércoles

Jueves

Viernes

Sábado

Domingo

MES ____________ AÑO ______ Semana 30

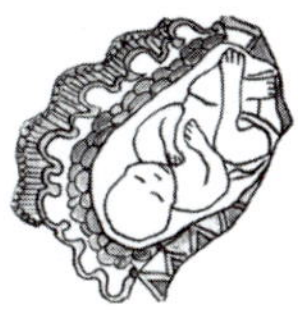

¿Qué ocurre en tu interior?

Tu bebé mide de 38 a 42 centímetros, y pesa entre 1,134 y 1,700 kilos.

Los iris de tu bebé ya reaccionan a la luz, y sus cinco sentidos están en pleno funcionamiento.

A medida que vas adquiriendo más volumen, te sentirás más pesada y tal vez experimentes algunos problemas de movilidad. Incluso podrías sentirte sin aliento en ocasiones puntuales. ¡Paciencia!

Camina lo que puedas, sin obligarte demasiado, tomando pequeños descansos cada vez que lo necesites.

«Creer es crear.»

SANTIAGO PANDO

Proyecta tu parto sola o en pareja

Esta semana te proponemos que escribas con todo detalle cómo te gustaría que fuera tu parto. Para ello, puedes ayudarte de las imágenes mentales y la visualización. Describe cómo quieres sentirte, con qué actitud, dónde, quién deseas que te acompañe, cómo prefieres que sea el ambiente, cómo deseas que se desarrollen los acontecimientos, cómo quieres vivir las contracciones, el expulsivo y la llegada del bebé, qué emociones te acompañarán, etc. Descríbelo como si fuera el guión de una película. Puedes dedicar varios días a este ejercicio, y dejar y retomar la escritura cada vez que te apetezca. Es un buen ejercicio para proyectarte en el futuro y crearlo en ti.

Lunes

Martes

Miércoles

Jueves

Viernes

Sábado

Domingo

MES ____________ AÑO ______ Semana 31

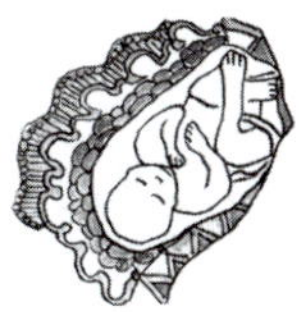

SEMANA 32

¿Qué ocurre en tu interior?

Tu bebé continúa creciendo. Mide de 38 a 42 centímetros, y pesa entre 1,130 y 1,700 kilos.

Sigue preparándose para su descenso. Es probable que ya esté con la cabeza hacia abajo, a punto de iniciar su viaje por el canal del parto.

Continúas siendo testigo de nuestra maravillosa naturaleza. Ahora tus pezones son más oscuros para que tu bebé pueda verlos con facilidad cuando llegue el momento de amamantar. El cuerpo es increíble, ¿no crees?

El nacimiento del bebé todavía puede parecerte algo lejano, sin embargo, tanto tú como él ya estáis físicamente preparados de múltiples maneras para el parto, en caso de que éste se adelante. Probablemente experimentes mayor intensidad en las contracciones y más dificultades para respirar. Pero no te preocupes, el bebé recibe suficiente aire. Tu cuerpo continúa disponiéndose para el nacimiento, y, para prevenir posibles infecciones, tu flujo vaginal ahora es mayor.

Infórmate de los beneficios del pinzamiento tardío del cordón umbilical.

«Caminando, escucho una voz más profunda.
De pronto, todos mis ancestros están detrás de mí.
Quédate quieta, me dicen. Mira y escucha:
Tú eres el resultado del amor de miles.»

LINDA HOGAN, ESCRITORA NATIVA AMERICANA

Conectando con el linaje materno

La fuerza de nuestro linaje puede convertirse en un gran recurso para el día del parto. Nos referimos a la conexión con tu madre, abuela, bisabuela, tatarabuela, etc. Para fortalecer ese vínculo, te proponemos la siguiente meditación:

En primer lugar, necesitarás quince minutos y un lugar tranquilo donde nadie te interrumpa. Ponte cómoda, ya sea en postura de meditación o sentada en una silla o butaca, y lleva tu atención a la respiración. Haz unas diez respiraciones, o las que consideres necesarias, hasta centrarte en tu interior.

Empieza por visualizar a tu madre detrás de ti. Después, visualiza también a tus abuelas, bisabuelas, tatarabuelas..., a todas las mujeres de tu familia hasta llegar a la primera mujer. No importa que no las hayas conocido, basta con imaginarlas.

Esas mujeres son tus antepasadas, y forman tu linaje femenino. Empieza por darles las gracias por estar ahí contigo, y diles que las has convocado para tomar de ellas su fuerza, pasión, feminidad, coraje, ilusión, tesón o cualesquiera que sean los valores que deseas adquirir de ellas. Permanece abierta a tus sensaciones y trata de fluir con lo que experimentes. Cuando esté bien para ti, agradece de nuevo su presencia y despídete de ellas. Poco a poco, ve regresando a tu cuerpo. Empieza por mover ligeramente los pies, las manos, el tronco y, finalmente, abre los ojos. Escribe tus sensaciones en tu diario.

Lunes

Martes

Miércoles

Jueves

Viernes

Sábado

Domingo

MES ______________ AÑO ______ Semana 32

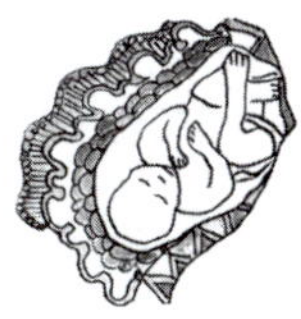

Preguntas guía

Describe brevemente las emociones que has sentido durante esta semana y has comunicado a tu hijo.

Pon una palabra a tu experiencia de tumbarte sobre la tierra.

¿Qué imágenes acudían a tu mente mientras hacías la meditación de tus antepasadas? ¿Qué valores has tomado de ellas?

Mis inspiraciones

SEMANA 33

¿Qué ocurre en tu interior?

Tu bebé mide de 43 a 47 centímetros, y pesa entre 1,900 y 2,630 kilos.

Tu hijo mantiene los ojos abiertos cuando está despierto, y también empieza a coordinar la respiración con la succión y la deglución. Sus huesos se están endureciendo; su cerebro continúa su desarrollo.

Sabemos que no es fácil sentirse totalmente cómoda a estas alturas del embarazo, pero si piensas que muy pronto tendrás a tu bebé en brazos, te resultará más llevadero.

Busca especialistas en lactancia materna o grupos de crianza para después del parto.

«¿Que es un amigo? Una sola alma habitando en dos cuerpos.»

ARISTÓTELES

Pide a tus amigas que te preparen un *blessingway*

En muchas culturas, las mujeres embarazadas son honradas mediante rituales y ceremonias. El *blessingway* es una antigua ceremonia de los indios navajo que celebra el rito de paso de la mujer hacia la maternidad.

En este ritual, la futura madre invita a las mujeres más cercanas a ella, aquellas en cuya amistad y sabiduría verdaderamente confía, como madre, hermanas, tías, hijas, amigas o maestras. Todas se reúnen para mimar el cuerpo, la mente y el espíritu de la futura madre, quien se siente apoyada por aquellas que ama y respeta. En este entorno seguro y sagrado, se le ofrece toda la libertad para expresar sus deseos, expectativas y también miedos. De ese modo, pueden ayudarla a soltar cualquier temor y a aceptar lo que está por venir.

Las otras mujeres presentes en el círculo también pueden ofrecerle masajes, cuentos, canciones o regalos, además de compartir con ella sus experiencias y sabiduría.

El *blessingway* permite contemplar el nacimiento como la experiencia transformadora que realmente es, y honrar el viaje sagrado en el que estás a punto de embarcarte.

Lunes

Martes

Miércoles

Jueves

Viernes

Sábado

Domingo

MES ______________ AÑO _____ Semana 33

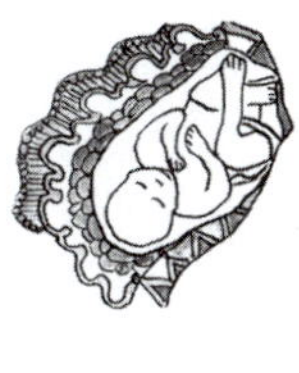

¿Qué ocurre en tu interior?

Tu bebé mide entre 43 y 47 centímetros, y pesa de 1,900 a 2,800 kilos. ¡Falta menos de dos meses para el final!

Ya reconoce las canciones más sencillas y reacciona a ellas. Puesto que escucha tus conversaciones y canciones, puede incluso disfrutar de alguna nana. Así que, ¡adelante y canta con él!

En esta semana, tal vez ya se ha desplazado un poco más abajo en tu pelvis, dando así a tus pulmones un poco de espacio, por lo que es posible que experimentes más comodidad al respirar. Sin embargo, esto no siempre sucede y algunos bebés no lo hacen hasta el día del nacimiento.

Por otra parte, aunque este descenso supone un alivio para tus pulmones, no lo será para la vejiga, que se verá más presionada.

Organiza tu ropa y la del bebé en una maleta. En el caso de que hayas decidido dar a luz en el hospital, ya la tendrás lista cuando llegue el momento.

«A menos que el cuerpo se sienta querido y sepa que sus respuestas son aceptables, la psique no encuentra en los instintos la base segura que necesita.»

MARION WOODMAN

Conoce tu periné

Los famosos ejercicios de Kegel son esenciales para conocer tu periné y familiarizarte con él. A través de ellos, practicarás la constancia, la presencia, la respiración y la conexión con tu cuerpo en general, y tu útero en particular, así como con tu bebé.

Busca en internet una foto del periné, obsérvala bien y visualízala. Fíjate en la forma de bol de los huesos de la pelvis y en las capas de músculos del suelo pélvico, similares a ochos interconectados.

Imagínate el suelo pélvico como un edificio de varias plantas con un ascensor. La planta baja, a la altura de los orificios de la vagina y el ano, es la más fácil de sentir. Aprieta esos músculos y siéntelos tensarse. Ahora ve subiendo, piso a piso, capa a capa, tensándolas una a una, e intentando diferenciarlas: una, dos, tres, cuatro... Mira a ver si puedes subir hasta la sexta planta. Al llegar a la sexta, todo el suelo pélvico está tenso. Desciende de la misma manera. Ve despacio y siente los pisos hasta que llegues a la planta baja. Ahora, vas a bajar un piso más, hasta el sótano, de forma que te quedes completamente abierta y proyectada hacia fuera. ¿Sientes la vagina abierta hacia fuera y el cuello del útero mucho más bajo de lo normal? Se trata de la posición perfecta para la salida del bebé. Para terminar, sube un piso hasta llegar de nuevo a la planta baja, de modo que la vagina y el esfínter anal queden cerrados. Al principio, te costará sentir estos músculos, pero con paciencia y práctica podrás adquirir conciencia de esta zona, lo cual te resultará muy útil para el parto.

Lunes

Martes

Miércoles

Jueves

Viernes

Sábado

Domingo

MES ____________ AÑO ______ Semana 34

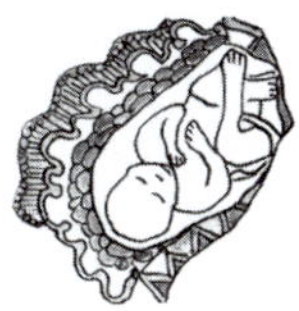

SEMANA 35

¿Qué ocurre en tu interior?

Tu bebé mide de 43 a 45 centímetros. Su peso puede ir de los 900 gramos a los 2,630 kilos, y posiblemente adquiera algunos gramos más antes de nacer.

El bebé continúa creciendo; su sentido del oído ya está totalmente desarrollado. Tu hijo nacerá cuando se sienta listo para hacerlo, confía en la perfección de la vida.

Probablemente notes un aumento de las contracciones. A estas alturas, tu útero ha aumentado unas mil veces su tamaño original. El camino que has recorrido es enorme. Agradece a tu cuerpo su grandeza.

Busca información sobre pediatras y evalúa otras opciones, como la homeopatía y las terapias alternativas.

«El miedo al dolor es un medio de dominación; la aceptación del dolor es un medio de liberación.»

VERENA SCHMIDT

Renombrar el dolor y las contracciones

Las palabras son muy poderosas, y tienen capacidad para influir sobre nuestra psique y nuestro cuerpo. Las palabras dolor y contracción llevan asociadas tantas connotaciones negativas que, sólo con oírlas, nuestro cuerpo se tensa e inmediatamente en nuestra mente surge el temor, la alerta y el miedo. Hoy te ofrecemos distintas maneras de nombrar lo que conocemos como dolor y contracciones para que las incorpores en tu vida cotidiana y explores el efecto que producen en ti.

Dolor: sensación, intensidad, potencia, fuerza, reto, guía.

Contracción: apertura, abrazo, ola, intensidad, fuerza, expansión.

Se dice que el dolor del parto es una expresión del acto de separarte de tu hija y entregarla al mundo. Confía en que podrás ofrecer a tu hija todos los recursos necesarios para que pueda desenvolverse en el mundo, y en que adquirirá la sabiduría necesaria para vivir un camino pleno.

Se dice que las contracciones son como un abrazo de amor a tu hijo, y un empuje para salir al mundo. Después de cada contracción, siempre viene una expansión. ¡Qué diferente sería todo si llamáramos expansiones a las contracciones!

Lunes

Martes

Miércoles

Jueves

Viernes

Sábado

Domingo

MES ____________ AÑO ______ Semana 35

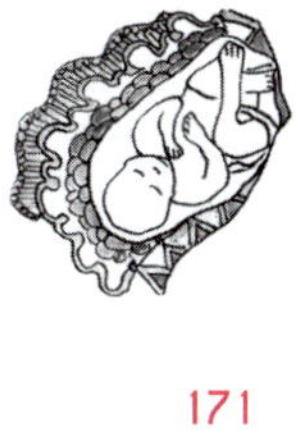

SEMANA 36

¿Qué ocurre en tu interior?

Tu bebé mide de 43 a 47 centímetros, pesa entre 1,905 y 2,630 kilos, y continúa creciendo.

La mayor parte de sus órganos están plenamente desarrollados. A partir de ahora, puede decidir hacer su llegada en cualquier momento, por lo que no estaría de más que vayas practicando con tu pareja algunas técnicas de respiración. La llegada de tu bebé es inminente, cada vez está más cerca de respirar por sí mismo.

Su piel presenta ya un aspecto liso y suave, y sus encías son rígidas. El desarrollo de sus sistemas circulatorio e inmunológico es casi completo.

Trata de buscar alguna forma de relajarte, incluso si no logras dormir por las noches.

Pide a tu madre o pareja que prepare algunas comidas y las deje ya listas en el congelador. Durante los primeros días te resultará difícil disponer de tiempo para cocinar.

«Los amuletos también son pócimas para el alma.»

G. MENESES

Prepara tu amuleto para el nacimiento

NECESITARÁS:

- Una pieza de tela cuadrada, que puedas atar uniendo las cuatro puntas, para guardar tres objetos.
- Tres objetos que representan las energías primarias que vas a invocar para el parto.

El primer objeto te representará a ti, a la madre. Escoge algo que te recuerde tu espiritualidad y tu conexión con las mujeres fuertes de tu familia, con tu linaje. El segundo objeto representará a tu pareja, a las energías que trae a esta transición. Busca un objeto que represente su presencia, su viaje a la paternidad o vuestro amor. El tercer objeto deberá recordarte que tú y tu bebé trabajaréis juntos en el día del parto.

Una vez que hayas elegido los objetos, depositalos en la tela. Haz con ella un hatillo lo suficientemente fuerte como para que no se deshaga, pero también tan ligero como para que, cuando llegue el momento, se abra sin esfuerzo, ¡como sucederá con tu cérvix!*

* Propuesta tomada de *Birthing from Within.*

Lunes

Martes

Miércoles

Jueves

Viernes

Sábado

Domingo

MES ______________ AÑO ______ Semana 36

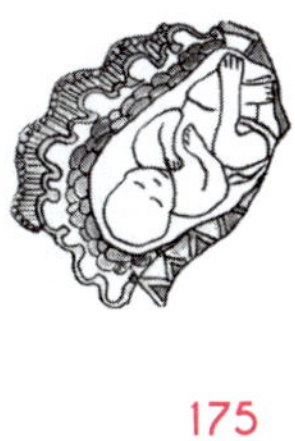

Preguntas guía

Recuerda a las personas que acudieron a tu blessingway y describe cómo fue la experiencia. (Puedes colocar una foto aquí.)

¿Qué efecto te produce haber renombrado los términos contracción y dolor?

¿Qué objetos has escogido para tu amuleto? ¿Por qué?

Mis inspiraciones

¿Qué ocurre en tu interior?

Tu bebé mide entre 48 y 53 centímetros, y pesa de 2,800 a 4,173 kilos.

Continúa practicando algunas de sus habilidades recién adquiridas, como chupar, agarrar y parpadear. Ha desarrollado por completo sus funciones vitales y, con cada semana que pasa, está más saludable y fuerte. Intenta tener paciencia. Sabemos que a veces no es fácil, pero piensa que tu bebé estará contigo en breve.

Tal vez sientas ganas de organizar y limpiar la casa. Se trata del instinto de nido, que te prepara para la llegada del bebé.

Si experimentas cierta comezón en la barriga, intenta no rascarte. Son estrías, y si te rascas sólo conseguirás que te salgan más. También puedes experimentar un aumento de la presión en el abdomen y mayor necesidad de orinar.

Forra el colchón con una funda de plástico para protegerlo en caso de rotura de aguas en medio de la noche. Si lo deseas, forra también el asiento del coche. Por favor, ¡pide ayuda para hacerlo! Recuerda que ahora no debes hacer esfuerzos.

«Sólo se ve bien con el corazón,
lo esencial es invisible a los ojos.»

El principito

Antoine de Saint-Exupéry

Sintonizar nuestros corazones

Durante los nueve meses de gestación, hay dos elementos que, por encima de todo, dominan el mundo del bebé: la voz y el corazón de la madre. Tu corazón le marca el sentido del ritmo, el bum-bum que siempre le acompaña y acuna. Sin embargo, no sólo le llega el de la madre. Según algunos estudios recientes, las ondas electromagnéticas del corazón de un adulto pueden alcanzar hasta tres metros, de modo que, si el padre se acerca, el bebé también entra en resonancia con el corazón de su papá.

Esta semana te invitamos a crear, junto a tu pareja, un espacio de recogimiento y silencio para escuchar y sintonizar vuestros corazones durante quince minutos. No tenéis que hacer nada especial, únicamente respirar y permanecer en silencio. Disfrutad estos últimos días de este estado de unión.

Lunes

Martes

Miércoles

Jueves

Viernes

Sábado

Domingo

MES ____________ AÑO ______ Semana 37

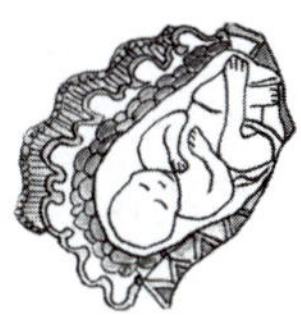

SEMANA 38

¿Qué ocurre en tu interior?

Tu bebé mide entre 48 y 53 centímetros, y su peso va de 2,800 a 4,173 kilos.

La cabeza de tu bebé tiene ahora el mismo diámetro que su abdomen. Ya ha perdido casi toda la capa blanca que lo recubría (vérnix caseosa), aunque es posible que todavía conserve algo de ella hasta el nacimiento.

Quizá continúen las dificultades para dormir. Es algo normal que no debe preocuparte. También es posible que tengas algo de diarrea. Si ésta no tiene ninguna causa, puede interpretarse como que el bebé viene pronto.

Sólo relájate.

«Si te relajas, eso viene... Si te relajas, empiezas a vibrar con ello.»

OSHO

El arte de no hacer

A partir de ahora, tu hija puede nacer en cualquier momento y, probablemente, ya estás ultimando todos los preparativos. Siempre quedan cosas pendientes y, aunque es importante concluirlas, también es esencial parar, descansar y no hacer nada. Es decir, «entrar en la cueva».

Dale a tu cuerpo el tiempo y espacio necesarios para integrar todo lo que has vivido durante el embarazo. Ofrece a tu psique el espacio que necesita para prepararse para el parto; y a tu hijo, el permiso para salir al mundo.

Y si aún te quedan asuntos pendientes, proponte abordarlos con calma. Cada cosa a su tiempo, pasito a pasito, y hasta donde llegues.

Lunes

Martes

Miércoles

Jueves

Viernes

Sábado

Domingo

MES ____________ AÑO ______

Semana 38

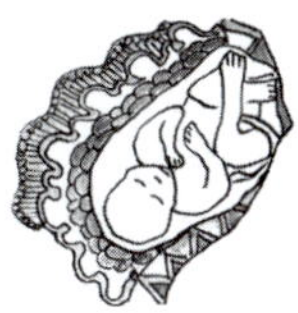

SEMANA 39

¿Qué ocurre en tu interior?

Tu bebé mide de 48 a 53 centímetros, y pesa entre 2,800 y 4,173 kilos.

Sus uñas pueden extenderse más allá de los dedos.

Continúan los mismos síntomas de las últimas semanas. Permanece atenta a las contracciones: sabrás que llegó la hora cuando comiencen en la parte superior del útero y se vuelvan más frecuentes. También es importante estar atenta a la ruptura de la fuente o rotura de aguas. Presta atención a los movimientos del bebé.

El bebé traga líquido amniótico que se convertirá en meconio y será expulsado en su primera deposición en nuestro mundo. Será su primer movimiento de intestinos después del nacimiento.

Alquila y ve en casa alguna película que te relaje o divierta.

«El florecimiento del amor es la meditación.»

Jiddu Krishnamurti

Meditación del embarazo consciente

Cierra los ojos y colócate en una postura que te resulte cómoda. Inhala y exhala de manera consciente.

Toma conciencia de tus pies. Siente cómo te sostienen, y te han sostenido, a ti y a tu hijo. Agradece el esfuerzo y el trabajo que realizan para mantenerte arraigada.

Siente la presencia de tus piernas, ésas que siempre te llevan adonde quieres ir. Toma conciencia de todos los lugares a los que os han llevado a ti y a tu bebé, y agradéceles el esfuerzo.

Visualiza ahora la unión de las piernas, la zona del ano, vagina y perineo. Agradece su apertura, flexibilidad y capacidad de estirarse. Toma conciencia de tu útero, ese lugar caliente y protegido donde se va formando la vida que está en tu interior, y agradece el cobijo que le ofrece a tu hijo.

Sé consciente del alimento que se forma en tus pechos para que tu hijo pueda ser alimentado, del desplazamiento de tus pulmones para que tu útero pueda expandirse y ofrecer más espacio al bebé; de la solidaridad de tu vejiga, que se comprime para que tu hijo esté más cómodo.

Toma conciencia de la perfección de tu cuerpo, del engranaje exacto y preciso que tiene lugar en ti para que puedas experimentar el milagro de dar vida.

Gracias a ti y a tu cuerpo perfecto, puedes dar vida. Hónralo y agradécele su trabajo.

Y, desde ese espacio de agradecimiento, piensa en una hermosa frase de bienvenida para ese hijo que pronto estará en tus brazos. La primera que te surja del corazón estará bien.

Lunes

Martes

Miércoles

Jueves

Viernes

Sábado

Domingo

MES ____________ AÑO _____ Semana 39

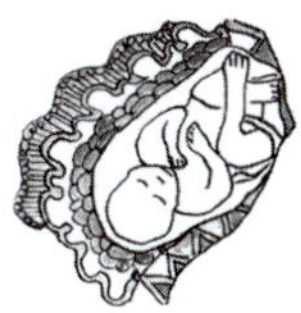

SEMANA 40

¿Qué ocurre en tu interior?

Tu bebé mide de 48 a 53 centímetros, y el peso promedio en esta semana oscila entre 2,800 y 4,500 kilos.

No sabrás exactamente lo grande que es hasta su nacimiento. ¡Paciencia! El proceso de desarrollo pulmonar continúa.

Esta semana puede resultar un poco dura mentalmente. Es probable que te preguntes, una y otra vez, cuándo tu bebé decidirá llegar, y tal vez te cuestiones cada contracción que sientas. Intenta no estresarte y descansa. ¡Tu bebé llegará cuando esté listo, y tu cuerpo te dará las señales correctas cuando sea el momento! Pronto estará aquí. Aunque sabemos que no siempre es fácil, trata de descansar todo lo que puedas.

Descansa todo lo que puedas.
Lo único que necesitará tu bebé
cuando nazca es a su mamá.

«El silencio tiene su lenguaje, sabe hacerse entender.»

BUDA

Respirar y meditar

Esta semana ya no hay nada que hacer. Limítate a descansar, respirar, detenerte, entrar en la cueva, meditar…

Tómate varios descansos de cinco minutos al día para meditar y centrarte en tu respiración. Permite que tus pensamientos circulen por tu mente sin apegarte a ellos. Cada vez que te descubras pensando, suelta el pensamiento y vuelve a tu respiración. La meditación es una manera excelente de oxigenar la mente y conectar con tu hijo a través del silencio.

Lunes

Martes

Miércoles

Jueves

Viernes

Sábado

Domingo

MES ____________ AÑO ______ Semana 40

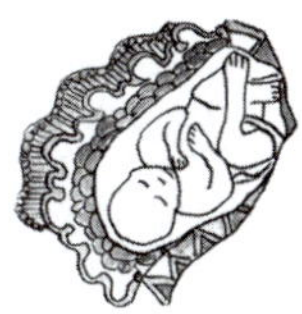

Preguntas guía

Describe las sensaciones físicas, emocionales y espirituales que percibes estos días.

Mis inspiraciones

¿Qué ocurre en tu interior?

Si has llegado hasta aquí, probablemente la fecha del parto que te han indicado no coincide con los tiempos y ritmos de tu cuerpo y el de tu hija. ¡Piensa que la naturaleza es más sabia que las estadísticas! Cuando una mujer se pasa de la fecha probable de parto, suele empezar a sentir presión, tanto por parte del equipo médico como de la familia. Nosotras, ahora más que nunca, te invitamos a seguir disfrutando de esos espacios a solas con tu bebé. ¡Conecta con él, medita, baila o canta! Todo lo que suponga entrar en la cueva y alejarte del ruido del mundo exterior favorecerá que las contracciones se desencadenen.

Entrégate a lo desconocido y confía en ti, en tu cuerpo y en tu hija.

«La sabiduría de la Tierra es la que proviene
del cuerpo, sabiduría que proviene de la vida.
La sapiencia femenina está vinculada
a la naturaleza al estar en un cuerpo
que es una vasija para la vida.
Ésta es una sabiduría que afirma
la condición sagrada del mundo físico.»

JEAN SHINODA BOLEN

Activar la oxitocina

Hay algunos remedios naturales para aumentar la liberación de oxitocina, y así ayudar a que comiencen las contracciones. Aquí tienes algunos:

- Hacer el amor. El semen contiene prostaglandinas, que ayudan a madurar el cuello del útero.
- Comer chocolate. El placer de comerlo dispara también la oxitocina en nuestro cuerpo.
- Estimularte los pezones.
- Caminar.
- Poner música de tambores y dar fuertes pisadas sobre la tierra.
- Beber infusiones de hojas de frambuesa, que tonifican el útero.
- Hablar con el bebé y comunicarle que ya estás preparada para cuando quiera salir.

Inspiraciones finales

Parirás con placer

Parirás con placer.
Es hora de llamar a las cosas por su nombre, de abandonar la vieja sentencia (creencia) de «parirás con dolor» que durante tantos siglos nos ha limitado y desposeído de una experiencia sagrada y ancestral, y sustituirla por una nueva que nos devuelva nuestra sexualidad, nuestro cuerpo, nuestro útero, nuestro parto, nuestra luz.

Parirás con placer.
Hemos entrado en una nueva era: la de la oxitocina inundando nuestro cuerpo, la del placer, la del goce, la de la maternidad instintiva y carnal…

Parirás con placer.
Recuérdalo, tararéalo, cántalo, báilalo, siéntelo, imprégnate de ello… Parirás con placer, mujer: tu vulva en flor; tu cuerpo relajado; tu útero, medusa en el mar.

Parirás con placer.
Lanza al inconsciente colectivo de las mujeres una nueva sentencia, para que ésta se expanda de nosotras a nuestras hijas y a las hijas de éstas… Corre la voz. Díselo a tu mejor amiga, a tu vecina, a tu madre, a tu hermana. Expándelo como un rumor, cambia el paradigma.

Parirás con placer.
Como una diosa, como te mereces, mujer.
Está escrito en la nueva Biblia de la nueva era.

Mónica Manso

Manifiesto maternal

Respira, confía y ama con caricias, besos, abrazos, cosquillas, cariñitos, mimitos.

Lo estás haciendo lo mejor que puedes y lo mejor que sabes.

Confía en tu corazón y en tu intuición.

No dejes de hacer las cosas que te apasionan, cuanto mejor estés TÚ, mejor estarán ellos.

Diles lo mucho que los quieres.

Disfruta cada momento, pues cada instante es único e irrepetible.

Recuerda, TÚ ERES LA GRANDE; ellos son los pequeños.

No tengas miedo a equivocarte, aprenderás con los errores.

Confía siempre; confía en ti.

Sin duda alguna, como lo hagas será la mejor manera.

Disfruta de las cosas simples y pequeñas.

No hay mamis perfectas, ni hijos perfectos.

Cada niño es tan digno, imperfecto y único como sus padres.

Lo único necesario es que lo ames, lo demás es un extra.

Dar vida es la mejor cosa que te habrá pasado en la vida.

Eres mamá, ¡disfrútalo!

YADDAY HERMOSO VALBUENA

Diez claves para el posparto

Prepararse para el posparto es tan importante (si no más) como prepararse para dar a luz. Tras el nacimiento, comenzarás a recuperarte de todas las alteraciones que la gestación y el parto han producido en tu cuerpo, harás frente a los cambios hormonales y, además, estarás totalmente inmersa en el proceso de cuidar y conocer a tu bebé. ¡Son muchas cosas al mismo tiempo! Por esa razón, te ofrecemos estos diez consejos con el propósito de que puedas abordar tu recuperación y el cuidado de tu bebé de la forma más cómoda posible.

1. Sumérgete en el piel con piel

Los beneficios de tener a tu hijo desnudo junto a tu pecho —piel con piel contigo—, desde los primeros instantes de su vida hasta al menos los primeros quince días, han sido avalados por innumerables investigaciones científicas. Esta forma de contacto, no sólo favorece la lactancia materna y la hace más efectiva, sino que también regula y mantiene la temperatura del bebé, reduce la duración del llanto, mejora su estabilidad cardiorrespiratoria, estimula el vínculo y el apego con la madre y, lo más poderoso, le ayuda a desarrollar confianza en los que le rodean, en sí mismo y en el mundo.

Así que mantén a tu hijo piel con piel los primeros quince días. Será un regalo mutuo que os acompañará durante toda la vida.

2. Organiza las visitas

Las visitas pueden ser muy divertidas. Sin embargo, durante los primeros días, también pueden llegar a resultar agotadoras. Dependiendo de cómo haya sido tu parto, tal vez estés deseosa de mostrar a tu bebé y te veas con fuerzas para atender a tus visitas, o puede que te encuentres exhausta y con pocas ganas de ver a nadie. Recuerda que, ahora, tú y tu bebé sois lo primero, así que trata de organizar las visitas en función de tus ganas y fuerzas. Esto te ahorrará mucha energía que después vas a necesitar. Habla con tu pareja, decidid juntos cuáles son los mejores momentos para recibir visitas en casa, y permite que sea él quien haga de anfitrión. Intenta espaciar las visitas para que tengas tiempo de estar con tu bebé y tu pareja. Es vuestro momento. ¡Disfrutadlo juntos!

3. Deja comidas en el congelador

Intenta organizarte con antelación y prepara varias comidas para tener a mano, como algunas sopas o platos fuertes que sólo necesiten ir acompañados de una ensalada fresca. Si cuentas con alguien que te ayude, como tu madre, hermana, suegra o amiga, ¡genial! Si no es así, prepáralas poco a poco tu misma, o tu pareja, y congela todo lo que puedas en función de la capacidad de tu congelador. Esta medida te simplificará mucho la vida durante los primeros días.

Si no tienes espacio para almacenar, haz una lista de establecimientos de tu barrio que ofrezcan buena comida para llevar, de manera que puedas recurrir a ellos en caso de emergencia.

4. Planifica la logística del hogar para los tres primeros meses

A pesar de que, en estos primeros meses, todo el mundo nos aconseja relajarnos con las tareas de la casa, la realidad es que muchas de nosotras tenemos problemas para hacerlo. Sentarte a hablar con tu pareja sobre los posibles cambios y alternativas antes de que nazca vuestro hijo es una buena idea. También puedes optar por contratar ayuda extra, como los servicios de alguna empresa de limpieza, o incluso llegar a un acuerdo con algún amigo para que te ayude con las tareas ligeras. Planificar los tres primeros meses te resultará de gran ayuda.

5. Ten a mano el teléfono de una doula

Hazte con el teléfono de una doula que sea de tu agrado, y tenlo siempre a mano. Si, además, contaste con su apoyo durante tu embarazo, ya sabes que puedes contar con ella para el período posparto. En caso contrario, busca alguna que te guste, y recurre a ella cuando lo necesites. Para ello, te recomendamos que visites la página.

www.maternidadconsciente.com

6. Asiste a reuniones de grupos de apoyo a la lactancia y crianza

Localiza grupos de lactancia y crianza en tu ciudad para contar con un lugar donde encontrarte con otras mamás, compartir experiencias y resolver tus dudas. Son grupos donde podrás compartir miedos, expectativas, avances y logros en todo lo referente a la lactancia y crianza. Sin duda, conocer a otras mujeres que están en tu misma situación, te hará las cosas más fáciles. Como dice el proverbio africano: «Para criar a un hijo hace falta una tribu entera».

7. Pide ayuda a tus amigos

En los momentos en que todo se te hace cuesta arriba, apóyate en tus amigos y pídeles ayuda. Tu grupo de amistades más cercano siempre podrá echarte una mano, ya sea para poder darte un baño con más tiempo, ayudarte con la preparación de la cena o simplemente para charlar. Si necesitas ayuda, ¡pídela!

8. Alimenta la comunicación con tu pareja

En esta fase es esencial que sigas comunicándote con tu pareja y tratéis de encontrar momentos para hablar de cómo os sentís. El nacimiento del bebé, a pesar de la alegría y todo lo positivo que conlleva, implica un cambio en la relación de pareja y menos tiempo de dedicación mutua. Practica cada semana el ejercicio de la semana 13, y notarás una gran diferencia.

9. Busca información sobre diferentes pediatras

Plantéate cuáles son tus prioridades a la hora de elegir pediatra para tu hijo, y búscalo en función de éstas. Por ejemplo, disponibilidad, tipo de medicina que ejerce (holística, alopática, homeopática, etc.), trato, enfoque sobre la crianza, distancia a tu domicilio, etc. Una vez que te hayas informado, puedes elaborar una pequeña lista de tres médicos para tener a mano en el futuro.

Pregunta a tus amigos con hijos, pues podrán darte información de primera mano. Una vez que nazca el bebé y acudas a la consulta de un pediatra, siempre podrás probar con el número dos de tu lista si ves que el primero no te convence. Es importante que te sientas cómoda con el pediatra que elijas, y que esté en sintonía con tus ideas sobre la crianza. Piensa que necesitarás alguien que te inspire mucha confianza, pues deberá acompañarte en momentos cruciales.

10. Da la bienvenida a la ambivalencia emocional y al cambio de identidad.

La maternidad puede generar cambios muy profundos en la vida de una mujer, aunque éstos dependerán de las circunstancias personales de cada una. Puede reconectarte con tu infancia, con tu relación con tus padres, con nuevos planteamientos acerca de las prioridades de tu vida, con tu profesión, etc. Permítete todo el espacio y tiempo que necesites para asimilar lo que está cambiando en tu vida y tu alma.

La ambivalencia emocional que acompaña al posparto va unida al duelo por la identidad que dejas atrás, así como por todos los cambios. Tal vez experimentes ganas de llorar o te notes irritada sin saber por qué. Ahora más que nunca, permítete llorar. Estas emociones son parte del proceso. Deja que fluyan y no permitas que se queden estancadas en tu interior. Busca, entre tus familiares o amigos, aquellos que puedan y sepan escucharte. Si acudes a un grupo de lactancia y crianza, comprobarás que a muchas madres les pasa lo mismo y verás que no eres la única que pasa por esa montaña rusa emocional.

Y recuerda...

Descansa tanto como puedas. Has hecho un gran esfuerzo, y te lo mereces. Sigue los ritmos de tu bebé, e intenta dormir cuando él duerme.

- La única responsabilidad que tienes ahora es la de estar disponible para tu bebé y disfrutar de él. Intenta mantenerte alejada de toda preocupación o exigencia externa, sobre todo del trabajo. De lo contrario, puedes llegar a gastar innecesariamente mucha energía y quedarte agotada.
- Ten en cuenta que ni tu hijo es el bebé perfecto de tus sueños, ni tú eres la madre perfecta.
- Tómate de vez en cuando un tiempo sólo para ti.
- Ante cualquier duda o ansiedad que te surja, y por muy banal que te parezca, pide ayuda a otras mujeres, grupos de apoyo o profesionales especializados.

Lecturas recomendadas

BUDAPEST, Zsuzsanna. *Cada día es una fiesta.*

CHAMBERLAIN, David. *La mente del bebé recién nacido: una nueva dimensión de la consciencia humana a través de la experiencia del nacimiento.*

FERNÁNDEZ DEL CASTILLO, Isabel. *La revolución del nacimiento.*

GONZÁLEZ, Carlos. *Bésame mucho.*

GUTMAN, Laura. *La maternidad y el encuentro con la propia sombra.*

KITZINGER, Sheila. *El nuevo gran libro del embarazo y el parto.*

LÉBOYER, Fréderic. *Por un nacimiento sin violencia.*

MEUROIS-GIVAUDAN, A i D. *Los nueve peldaños.*

ODENT, Michel. *El bebé es un mamífero.*

RODRIGÁÑEZ, Casilda. *Pariremos con placer.*

RUIZ, Consuelo. *Parir sin miedo.*

STALEN, Naomi. *Lo que hacen las madres.*

TOMATIS, Alfred. *9 meses en el paraíso.*

VARIOS AUTORES. *El arte femenino de amamantar.* Publicación de la Liga de la Leche.

VERNY, Thomas; KELLY, Jean. *La vida secreta del niño antes de nacer.*

«La paz, la seguridad y el bienestar de cada individuo se gestan antes de nacer.»

OMAEP

(Organización Mundial de Asociaciones de Educación Prenatal)

Tu opinión nos interesa

Nos gustaría mucho conocer tu opinión acerca de esta agenda-libro. Te invitamos a rellenar el siguiente formulario y enviarnos tus comentarios y sugerencias a

agendaembarazoconsciente@gmail.com

Nombre:

Edad:

Dirección:

País:

E-mail:

¿Qué fue lo que más te gusto de la agenda-libro?

¿Qué cambiarías?

Otros comentarios

Sobre las autoras

Dos mujeres —terapeutas, emprendedoras y madres— impulsadas por la fuerza de la maternidad y la feminidad.

Mónica Manso Benedicto

Es doula, terapeuta Gestalt, *coach* y *trainner* en PNL, y está especializada en gestación, parto y primera crianza. El nacimiento de su hijo, en 2006, supone el motor con el que da un giro a su vida profesional y, en 2007, crea *Maternidad Consciente*, un espacio de acompañamiento a madres y sus familiares donde ofrece talleres, charlas y cursos relacionados con esta etapa de la vida. Además, es formadora de doulas y mentora de *Birthing from Within*. A través de su blog personal, desarrolla su faceta de escritora sobre todo tipo de aspectos relacionados con la maternidad, la paternidad y el desarrollo personal.

Puedes seguir su trabajo en:

www.maternidadconsciente.com
www.monicamanso.com
Fb: Facebook/maternidadconscientemonicamanso.com

Yadday Hermoso Valbuena

Yadday nació en Venezuela, a los 6 años de edad muere su madre, hecho que marca su infancia y que la lleva a una constante búsqueda personal.

A los 26 años se muda a Barcelona donde se forma como terapeuta en Constelaciones Familiares, profundizando en el vínculo materno-filial, una fascinación que llega a su punto culminante con su experiencia de la maternidad y el nacimiento de sus mellizos. Desde ese momento decide dar un giro a su vida profesional dejando el área financiera y dedicándose a la terapia, formándose también como doula.

En la actualidad realiza talleres de Constelaciones entre España, Venezuela, Estados Unidos y Brasil.

En su blog personal comparte sus experiencias sobre la maternidad.

Puedes seguir su trabajo en:

www.mamacocodrilo.com
www.yaddayhermoso.com

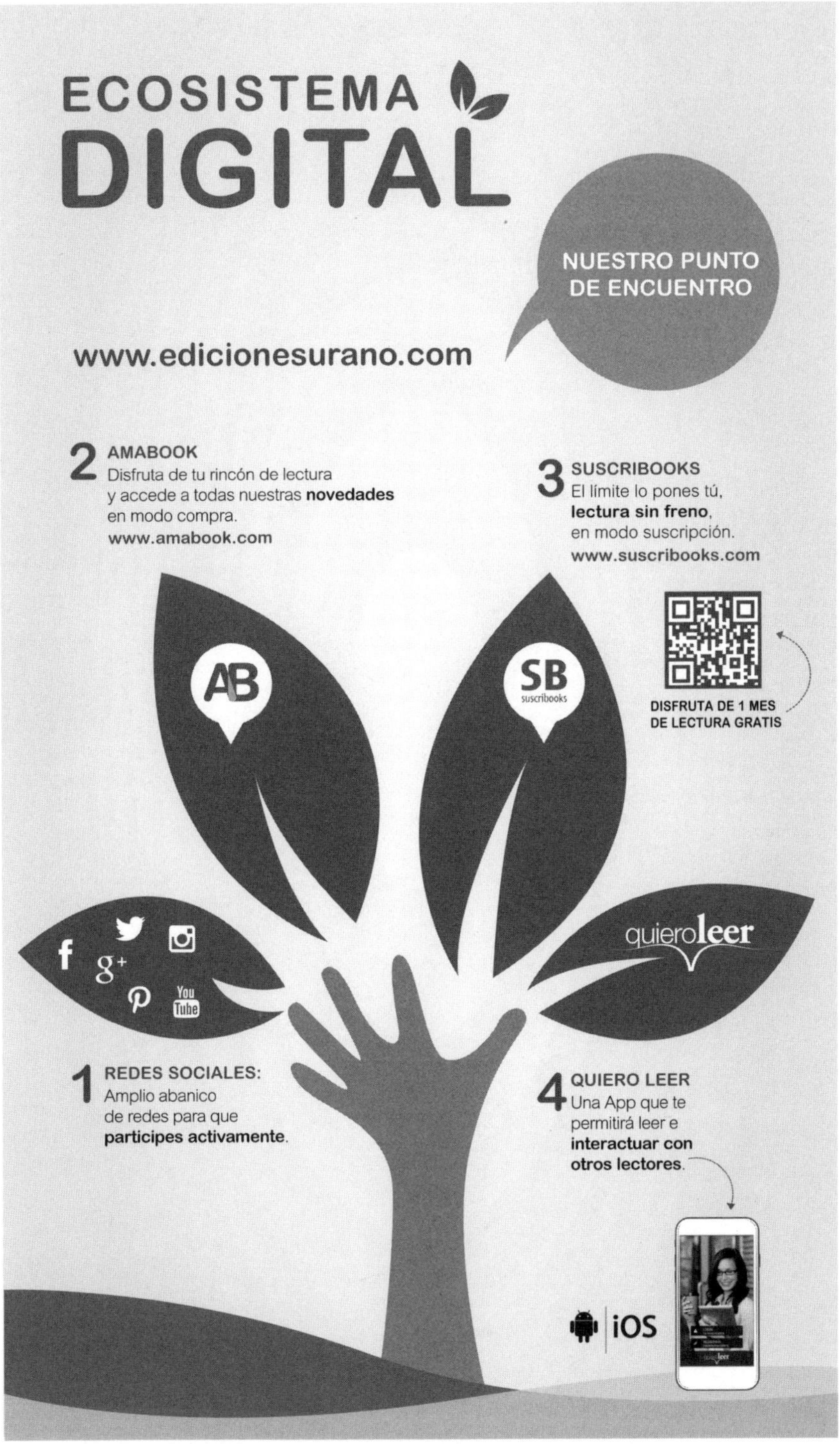
ECOSISTEMA
DIGITAL
NUESTRO PUNTO DE ENCUENTRO
www.edicionesurano.com
2 AMABOOK
Disfruta de tu rincón de lectura y accede a todas nuestras **novedades** en modo compra.
www.amabook.com
3 SUSCRIBOOKS
El límite lo pones tú, **lectura sin freno**, en modo suscripción.
www.suscribooks.com
DISFRUTA DE 1 MES DE LECTURA GRATIS
AB
SB suscribooks
quieroleer
1 REDES SOCIALES:
Amplio abanico de redes para que **participes activamente**.
4 QUIERO LEER
Una App que te permitirá leer e **interactuar con otros lectores**.
iOS